Dr. med. Matthias Koller

Kollers Ernährungskonzept

Strahlende Haut und kräftige Haare

Entdecken Sie mehr mit der
FREYA-BÜCHER-APP!

INTERAKTIVES LESEVERGNÜGEN MIT DER FREYA-BÜCHER-APP!

Ab sofort können Sie unsere Bücher mit der kostenlosen App interaktiv entdecken. Videos, Zusatzinhalte und mehr Informationen aus den Freya Büchern steigern Ihr Lesevergnügen und bieten Ihnen faszinierende Einblicke.

So einfach geht's:

1. Laden Sie die kostenlose Freya-Bücher-App im Google Play Store oder im Apple App Store auf Ihr Smartphone oder Ihr Tablet.
2. Wählen Sie Ihr Buch aus der Liste in der Freya-Bücher-App aus und drücken Sie auf *Bild scannen*. Automatisch wird Ihre Kamera aktiviert.
3. Halten Sie Ihr Smartphone oder Ihr Tablet jeweils über die Bilder in Ihrem Buch, die mit einem kleinen Handysymbol versehen sind.
4. Dann öffnen sich die zusätzlichen interaktiven Elemente von selbst. Schon haben Sie Zugang zu weiteren Informationen und Videos aus dem Buch.

Bilder mit diesem Symbol scannen

Hinweise:

Sollten die Bilder von der App nicht erkannt werden, stellen Sie bitte sicher, dass das Buch ausreichend beleuchtet ist, und verringern Sie gegebenenfalls den Abstand zur Kamera. Ihr elektronisches Gerät muss mit dem Internet verbunden sein.

READ GLOBAL BUY LOCAL

MIX
Papier | Fördert gute Waldnutzung
FSC® C118234
www.fsc.org

ISBN 978-3-99025-480-6

Layout:_freya_art, Mag. Regina Raml-Moldovan
Lektorat: Mag. Dorothea Forster

printed by GPS-Group

Fotos: Julia Traxler, weitere Seite 240

Anmerkung:
Die Ratschläge und Rezepte in diesem Buch wurden vom Autor sorgfältig erwogen und geprüft, dennoch kann eine Erfolgsgarantie bei den empfohlenen Anwendungen und Rezepten nicht gegeben werden. Eine Haftung des Autors bzw. dessen Beauftragter für Personen-, Tier-, Sach- oder Vermögensschäden wird nicht übernommen.

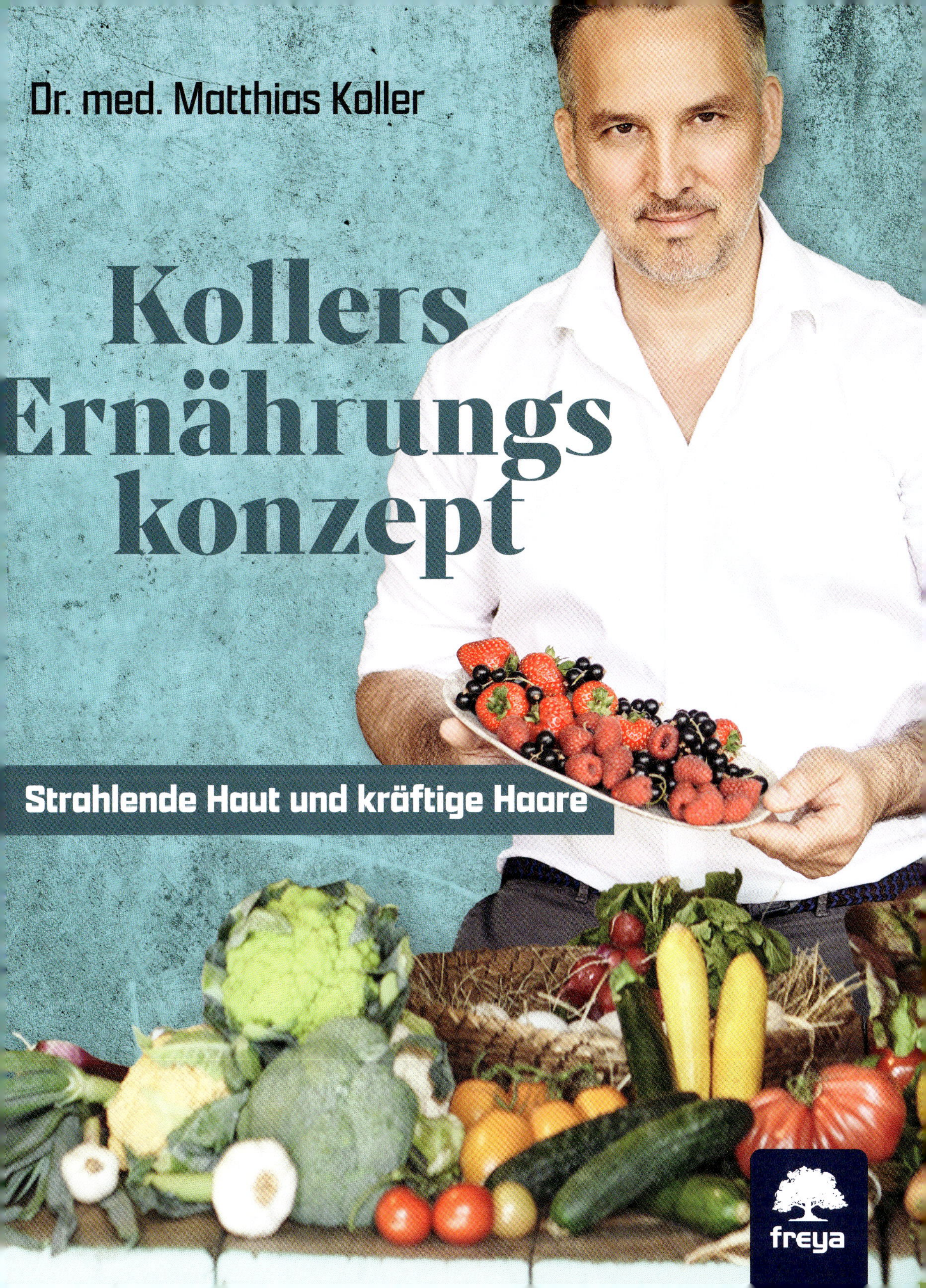

Dr. med. Matthias Koller

Kollers Ernährungskonzept

Strahlende Haut und kräftige Haare

freya

Der Baukasten 211

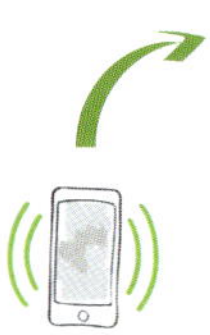

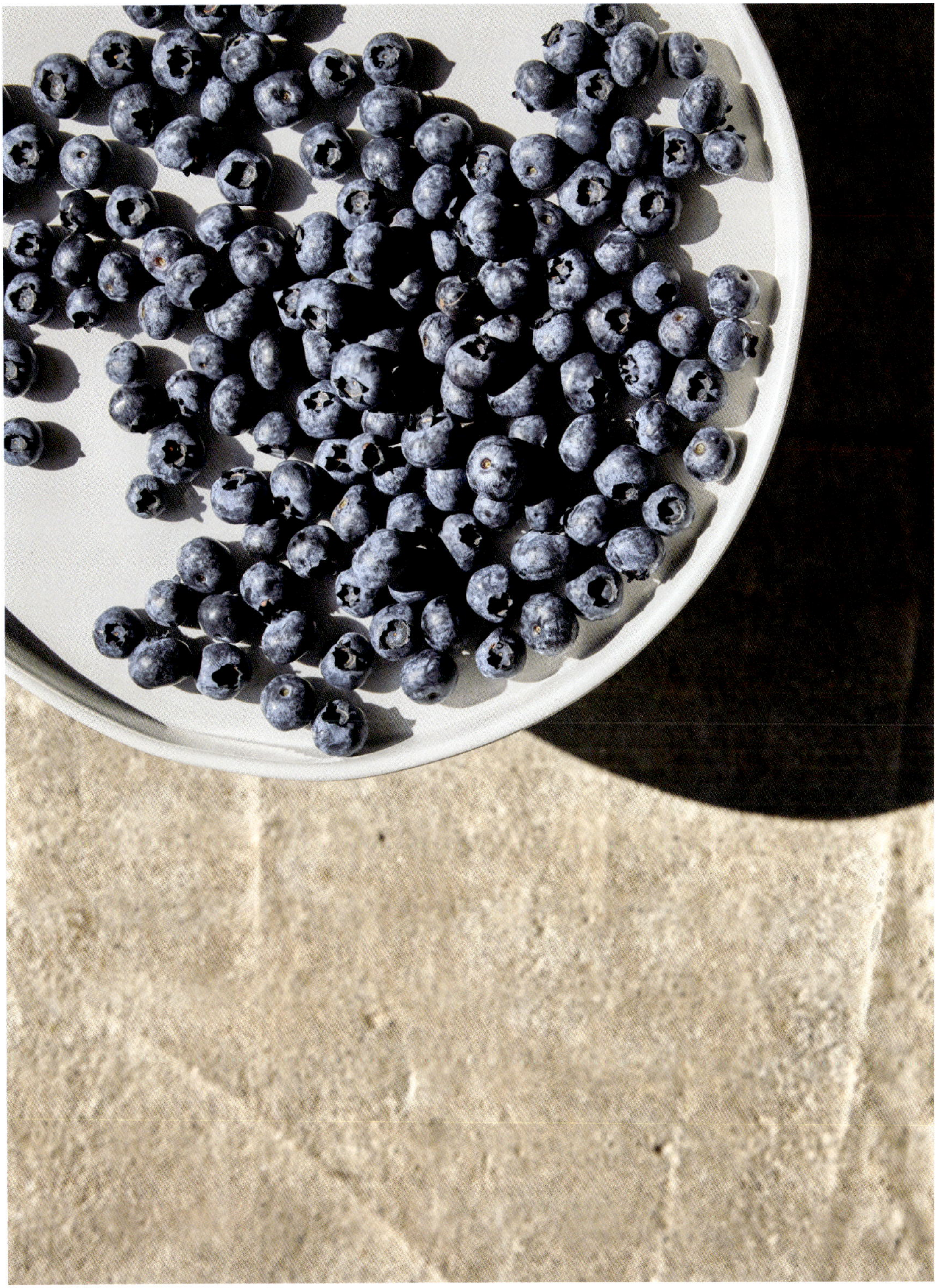

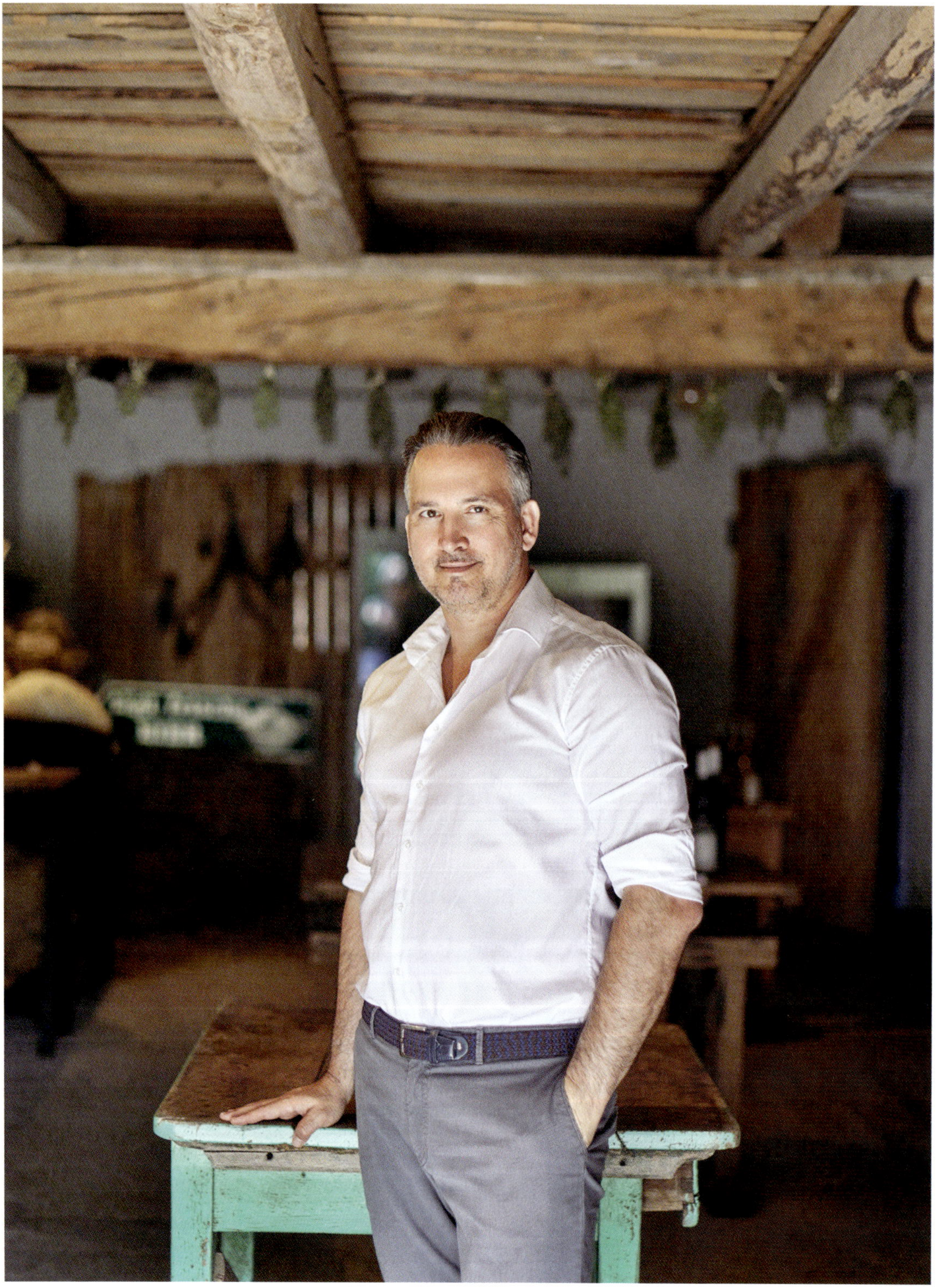

Wie ein Schönheitsmediziner dazu kommt, ein Buch über Ernährung zu schreiben

Seit fast fünfzehn Jahren bin ich als Schönheitsmediziner tätig. Dieser Begriff umfasst mehrere Bereiche, denn die Schönheit an sich ist vielschichtig. Ein wesentlicher Faktor für Attraktivität und Schönheit ist die Ernährung. Das, was wir essen, beeinflusst unser Aussehen.

Du bist, was du isst.

Doch die Ernährung beeinflusst nicht nur unsere Optik, sie nimmt auch wesentlichen Einfluss auf unsere Gesundheit.

Schönheit und Gesundheit sind kein Widerspruch, im Gegenteil: Beide Bereiche sind in punkto Ernährung nicht zu trennen. Wer sich gesund ernährt, tut etwas Gutes für sein Aussehen. Und wer sich im Hinblick auf sein Äußeres besonders achtsam ernährt, macht etwas Gutes für seine Gesundheit. Der Antrieb, schönes Haar zu bekommen, ist meist jedoch größer, als gesundes Haar zu haben. Für eine schöne Haut werden größere Anstrengungen unternommen als für eine gesunde Haut. Deshalb ist eine Anleitung, sich schön zu essen auch eine Anleitung, sich gesund zu ernähren.

Attraktiv *und* gesund

Die meisten Menschen legen mehr Augenmerk darauf, attraktiv zu sein, als gesund zu sein. Sie geben mehr Geld für Schönheitsbehandlungen aus als für Vorsorgemedizin. Genau hier erkenne ich meine Chance in der Rolle als Schönheitsmediziner und Anti-Aging-Arzt. Ich möchte Wege aufzeigen, wie man attraktiv *und* gesund sein kann.

Woran liegt es, dass die meisten Menschen für ihr Äußeres mehr Geld ausgeben als für ihre Gesundheit? Ich denke, der Grund dafür liegt auf der Hand: Wir sehen uns täglich im Spiegel und auf Fotos. Unsere Attraktivität ist für uns direkt messbar, sie unterliegt ständig unserer kritischen Selbsteinschätzung. Aber wir sehen nicht, wie es in uns aussieht. Wir können nicht in unser Verdauungssystem blicken oder unser Herz beim Schlagen beobachten; nicht in unsere Lunge schauen. Aber wir sehen unser Gesicht, unsere Haut und unsere Haare. Deshalb kümmern wir uns besonders darum. Uns fällt auf, wenn unsere Haut unrein ist und Pickel bekommt, unser Haar spröde wird. Wir sehen sofort, wenn wir Haare verlieren.

Die Gesundheit hingegen ist den meisten zu abstrakt. Besonders dann, wenn es sich um vorbeugende Maßnahmen handelt. Aber anstatt sich über die Eitelkeit der Menschen zu beklagen und diese Erkenntnis als etwas Verwerfliches darzustellen, sollten wir die Gelegenheit am Schopf packen und Attraktivität und Schönheit als wunderbare Symbiose erkennen.

> *Denn schönes Haar ist gesundes Haar*
> *und schöne Haut ist gesunde Haut.*

Jeder von uns möchte attraktiv sein

Attraktiv sein zu wollen ist ein angeborenes Verlangen. Wer von sich sagt, nicht attraktiv sein zu wollen oder sein Aussehen sei ihm oder ihr völlig egal, belügt sich selbst. Wir sollten akzeptieren, dass es sich um einen völlig natürlichen Wunsch handelt, an dem nichts verwerflich ist. Im Gegenteil:

> *Wer sich um sein Äußeres bemüht,*
> *ist sich selbst etwas wert.*

Es geht nicht darum, einem Schönheitsideal zu entsprechen. Nicht einmal darum, im eigentlichen Sinne schön sein zu wollen. Sondern vielmehr darum, die beste Version von sich zu sein. Das passiert auf unterschiedlichen Ebenen. Nur wer glücklich ist, ist attraktiv. Denn ein unglücklicher Mensch hat keine Ausstrahlung. Ein schönes, aber unglückliches Gesicht würde keine Wirkung entfalten.

Anti-Aging als Teil der Schönheitsmedizin

Ein moderner Schönheitsmediziner sollte alle diese Aspekte im Blick haben. Das ist einer der Gründe, warum ich vorliegendes Buch geschrieben habe. Einer der wichtigsten Aspekte der Schönheitsmedizin ist die Ernährung. Nichts beeinflusst unseren Körper mehr als unsere tägliche Nahrung. Sie ist unser individueller Fingerabdruck, der uns im Innen und Außen gleichermaßen prägt.

> *Essen sollte immer auch Genuss sein.*
> *Das Leben sollte Freude bereiten.*

Im Grunde suchen wir alle genau danach. Nicht anders ergeht es Frauen und Männer, die einen Schönheitsmediziner aufsuchen. Diese suchen aber nicht nur Freude und Genuss, sie wollen sich zudem nicht tatenlos mit der Vergänglichkeit abfinden. Auch das ist per se keineswegs verwerflich – dieser Ansatz war immer schon eine wichtige Triebfeder für die Entwicklung der Medizin und das Bemühen, sich und sein Leben nicht nur dem Schicksal zu überlassen, sondern aktiv einzugreifen und sich gegen Krankheit und Tod aufzulehnen. Die Bewusstmachung der Endlichkeit birgt viele Chancen für ein erfülltes Leben hier und jetzt. Scheinbar große Probleme werden plötzlich klein. Streitereien verlieren ihre Bedeutung. Letztlich gibt erst die Endlichkeit unseres Lebens diesem einen Sinn. Würde unser Leben unendlich sein, würden wir uns die Sinnfrage gar nicht stellen.

Sich dem Alterungsprozess nicht tatenlos hinzugeben und dadurch mehr Lebensqualität und Freude zu erlangen, ist die Triebfeder für die Inanspruchnahme der Schönheitsmedizin. Dabei ist die Ernährung für die Schönheit unserer Haut und Haare sowie für unsere Ausstrahlung die wichtigste Säule. Diese kann jeder von uns täglich selbst beeinflussen.

Ich bin Facharzt für Plastische, Ästhetische und Rekonstruktive Chirurgie und Arzt für Allgemeinmedizin. Ich bezeichne mich als Schönheitsmediziner und Anti-Aging-Arzt. Als Schönheitschirurg habe ich in den letzten fünfzehn Jahren Tausende Menschen operiert. Ich weiß, wann Operationen sinnvoll sind und wann nicht, wann sie die Lebensqualität erhöhen oder wann man besser die Finger davon lassen sollte. Ich strebe immer ein natürliches Ergebnis an. Ähnlich ist es bei medizinischen Schönheitsbehandlungen ohne Skalpell. Hier geht es um das Hinauszögern von Alterserscheinungen mit Hilfe von sanften Methoden, die Haut und Haare zur Regeneration anregen. Näheres dazu finden Sie in meinem Buch *Moderne Schönheitsmedizin*.

Haut und Haare verbinden die Schönheitsideale unterschiedlichster Kulturen in einem gemeinsamen Nenner: Die Haut soll glatt und rein, das Haar geschmeidig und glänzend sein. Und genau hier können wir mit unserer Ernährung einhaken. Denn diese Ideale werden stark davon beeinflusst, was wir essen.

Gesunde Ernährung ist die Schönheitsbehandlung von innen.

Wir beschäftigen uns in diesem Buch mit gesunder Ernährung, die sich positiv auf unsere Haut, unser Gewebe und unsere Haare auswirkt. Wer etwas für seine Attraktivität tun und Alterserscheinungen um Jahre hinauszögern will, sollte sich die Ernährung zu Herzen nehmen.

Mein Zugang zum Thema Anti-Aging als Mediziner

Ich bin nicht nur Plastischer Chirurg, sondern auch Allgemeinmediziner mit Schwerpunkt Anti-Aging. Die unterschiedlichen Ebenen der Schönheitsmedizin gehören zu meinem medizinischen Alltag: Operative ästhetische Eingriffe, medizinische Schönheitsbehandlungen ohne Skalpell, spezifische präventivmedizinische Laboruntersuchungen, eine eigene Kosmetiklinie und eigene Nahrungsergänzungen für Haut und Haare. Und nicht zuletzt die richtige Ernährung für Haut, Haare und Gewebe. Diese Arbeit ist sehr umfangreich und lässt sich nur mit einem tollen Team bewerkstelligen, weil das Thema so vielschichtig ist und nie einseitig zufriedenstellend bedient werden kann.

Ich habe mich schon immer für Anti-Aging-Medizin interessiert. 2005 bin ich als junger Arzt, der gerade zwei Jahre zuvor sein Studium abgeschlossen hatte, der Deutschen Gesellschaft für Anti-Aging-Medizin beigetreten. Führende Gynäkologen und Endokrinologen haben damals ein neues Feld der Medizin beleuchtet, mit dem Anspruch, dass es nicht darum geht, sich gegen das Altern zu sträuben, sondern darum, gesund älter zu werden. Deshalb wurde auch der Begriff Anti-Aging in Frage gestellt, der ja zu sagen scheint, gegen das Altern zu sein. Begriffe wie *Healthy Aging*, *Bet-*

ter Aging wurden als Alternative verwendet, richtig durchgesetzt hat sich bis heute jedoch der Begriff *Anti-Aging*. Wenn man ihn so versteht, dass versucht wird, Alterungsprozesse zu verlangsamen, so hat er durchaus seine Berechtigung. Alterungsprozesse betreffen natürlich nicht nur Haut und Haare, sondern auch unser Herz, unsere Gelenke, unser Gehirn und letztlich jede Zelle unseres Körpers. Anti-Aging bedeutet also auch, Zivilisationskrankheiten vorzubeugen und damit präventivmedizinisch zu agieren.

Diese ganzheitliche Sicht des Anti-Aging hat mich schon damals begeistert. Die verschiedensten Fachrichtungen haben sich zusammengetan, um abseits der sogenannten *Krankenkassenmedizin* neue Wege zu gehen. Einige Ansätze, die damals sehr vielversprechend waren, haben sich in Studien als eher ernüchternd herausgestellt. Man könnte auch sagen, die große Euphorie der Anfangsjahre ist verflogen und einem wissenschaftlich fundierten Ansatz gewichen. Ein solches Beispiel ist der sekundäre Pflanzenstoff Resveratrol, der etwa in Weintrauben vorkommt. 2005 gab es einen regelrechten Resveratrol-Hype. Man glaubte, die Anti-Aging-Substanz schlechthin gefunden zu haben. In den Folgejahren wurde versucht, sie synthetisch in Kapselform herzustellen, weitere Studien zeigten dann aber, dass die Wirkung von Resveratrol hinter den Erwartungen zurückblieb. Ähnlich erging es auch weiteren Substanzen – was nicht verwunderlich ist, denn schließlich handelt es sich um einen vergleichsweisen jungen Bereich der Medizin, in dem es noch viel zu erforschen gibt. Auch das Wissen um die richtige Ernährung ist äußerst dynamisch, man lernt ständig dazu, hinterfragt altes Wissen und orientiert sich immer wieder neu. Gibt es eine bessere Beschreibung von Fortschritt?

Noch vor zehn Jahren war man der Ansicht, man solle mindestens fünf kleinere Mahlzeiten am Tag zu sich nehmen. Heute weiß man, dass dies in Hinblick auf den Blutzuckerspiegel (dazu später mehr) falsch ist. Das ist nur ein Beispiel von vielen. Freilich gibt es auch Wissen, das Bestand hat. So fiel mir im Haus meiner Großmutter ein wunderbares Buch in die Hände mit dem Titel *100 Menüvorschläge zum Schlankwerden* von Dr. Hans-Jürgen Holtmeister, 1969 erschienen im Goldmann Verlag. Es ist teilweise verblüffend, wie aktuell die Ernährungsratschläge klingen. Wären da nicht die vergilbten Seiten, man würde vergessen, dass das Buch in dem Jahr erschienen ist, als die ersten Menschen am Mond gelandet sind. Beim Lesen hatte ich manchmal den Eindruck, das Buch ist aktueller als so manches, das vierzig Jahre später geschrieben wurde.

Schon als junger Arzt wurde mir klar, dass man Schönheitsmedizin nicht fundiert betreiben kann, ohne über Präventivmedizin bzw. Anti-Aging Bescheid zu wissen. Schließlich ist die Verlangsamung von Alterserscheinungen an unserem Äußeren nur dann längerfristig und stabil, wenn sie auch von innen kommt. Sich nur um das Äußere zu kümmern, wäre so, als würde man eine morsche Holzfassade nur mit einer schönen Farbe anmalen.

Zunächst einmal musste ich aber damals die Ausbildung zum Allgemeinmediziner absolvieren, in Österreich der *Turnus* genannt. Dieser besteht aus den unterschiedlichsten Fachdisziplinen. Man verbringt also jeweils einige Monate auf Abteilungen wie *Chirurgie*, *Interne*, *HNO*, *Augenheilkunde*, *Gynäkologie* und so weiter, bis man nach über drei Jahren Arzt für Allgemeinmedizin wird und danach die sechsjährige Ausbildung zu einem Facharzt – in meinem Falle Plastische Chirurgie – beginnen kann.

Den chirurgischen Teil der Turnusausbildung verbrachte ich in Berlin, in einem Lehrkrankenhaus der Charité. Das war im Jahr 2004 und ich wohnte im Bezirk Prenzlauer Berg. Ich kannte niemanden in dieser großen Stadt und war froh, dass jeden Sonntagabend die *Blade Night* ausgerufen wurde. Vor dem Brandenburger Tor versammelten sich tausende Rollerblader und fuhren gemeinsam durch extra dafür abgesperrte Straßen der Hauptstadt. Hier konnte man gut Bekanntschaften schließen. Ich hatte schon als Medizinstudent auf der Plastisch-chirurgischen Abteilung der Universitätsklinik Innsbruck meine Doktorarbeit gemacht und wollte eigentlich seit dem zweiten Studienjahr Plastischer Chirurg werden – in Berlin hatte ich eine kurze Phase, wo ich mir dessen unsicher war. Ich stellte mir die Frage, ob ich mein Leben tatsächlich in einem grün gekachelten, lichtlosen Raum verbringen will. Plötzlich schien mir der Beruf des Chirurgen nicht mehr attraktiv, weil ich auch einige Chirurgen kennenlernte, die mit Anfang fünfzig völlig ausgebrannt waren. Ich suchte nach Alternativen und fand die chinesische Medizin und die Homöopathie sehr spannend. Aber nur für sehr kurze Zeit. Das Chirurgen-Fieber packte mich wieder, als ich zurück in Österreich war und meinen Turnus in Linz fortsetzte.

Nach der Arbeit ging ich ins Nachbarkrankenhaus und arbeitete zwei Jahre lang an der dortigen Abteilung für Plastische Chirurgie an diversen Studien. Nebenbei bereitete ich unentgeltlich Vorträge für andere Ärzte vor und assistierte im OP. Zwei Jahre später, als eine Ausbildungsstelle zum Facharzt frei geworden war und sich auf diese Stelle unzählige Bewerber gemeldet hatten – machte sich die freiwillige Zusatzarbeit bezahlt. Denn mittlerweile kannten mich das Team und natürlich auch der Chefarzt so gut, dass ich die Stelle bekam. Ich setzte mir das Ziel, möglichst viel zu operieren und damit ständig besser zu werden und meine chirurgische Erfahrung von Tag zu Tag zu steigern.

Ich war so auf das Operieren fokussiert, dass ich zwischenzeitlich die Anti-Aging-Medizin ein wenig vergaß. Aber in den letzten Jahren nahm sie wieder an Bedeutung für mich zu: Denn ich stehe für eine ganzheitliche Sicht der Schönheitsmedizin (siehe mein Buch *Moderne Schönheitsmedizin*, erschienen im Humboldt Verlag).

Ich begann, mich intensiv mit Ernährung zu beschäftigen und fand Gefallen am achtsamen und nachhaltigen Umgang mit Lebensmitteln. Es bleibt kein Zweifel:

> *Unsere tägliche Nahrung ist unser Brennstoff für ein energiereiches und gesundes Leben. Wie wir uns ernähren, beeinflusst maßgeblich unsere Attraktivität.*

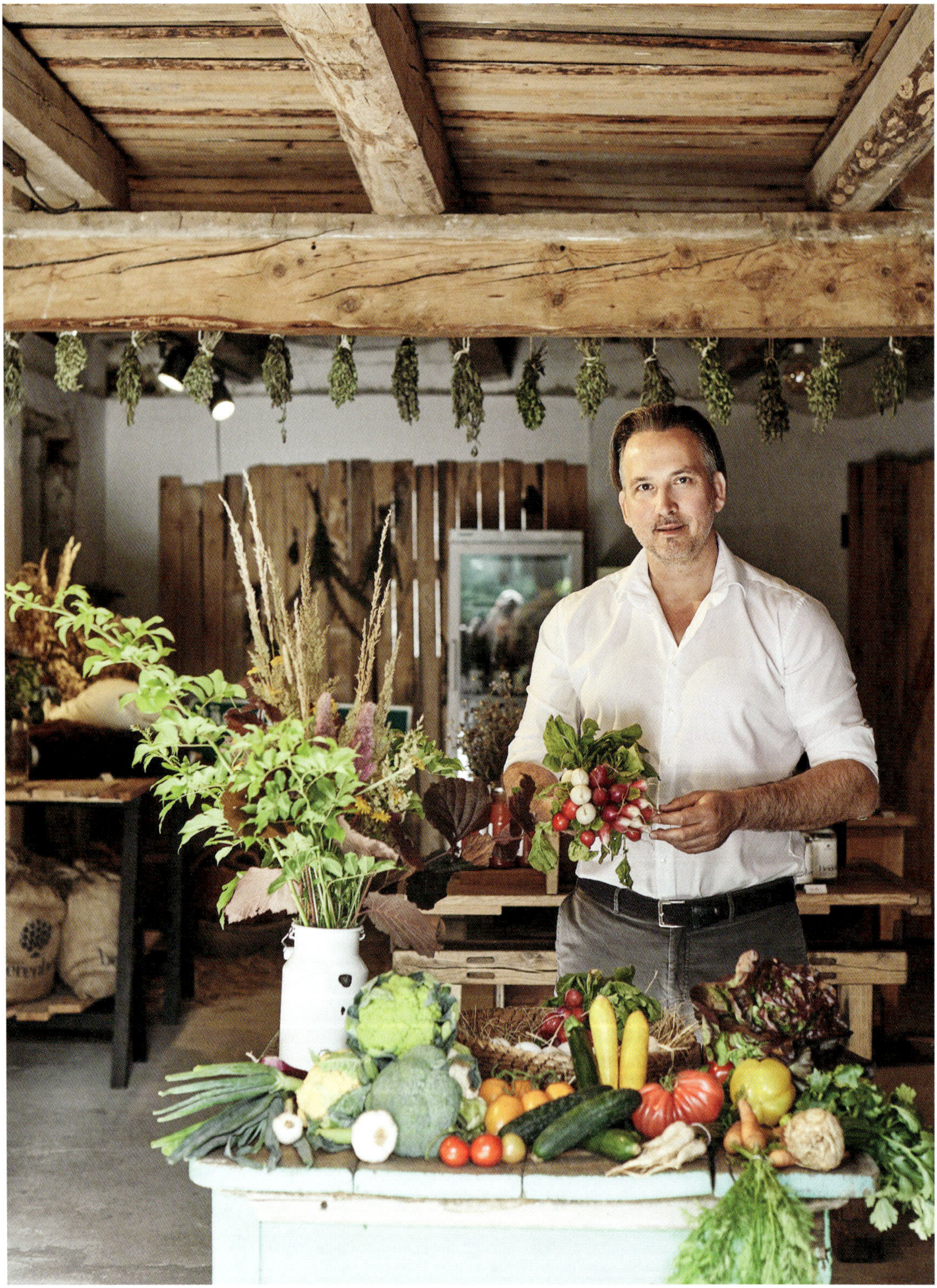

Wissenswertes über Haut und Haare

Haut und Haare sind für jedermann sichtbar, deshalb wurden sie immer schon zur Selbstdarstellung verwendet. Die Art, wie man seine Haare trägt, ist Teil des Ausdrucks der Persönlichkeit. Die Frisur ein Mittel, um ein sichtbares Statement abzugeben. Haut und Haare sind jedoch stark von Modetrends beeinflusst. In jeder Epoche, in jedem Jahrzehnt, eigentlich jedes Jahr aufs Neue, gibt es die aktuellste Frisur oder den aktuellsten Trend, seine Haut zu schmücken oder zu schminken. Das verleiht diesem Verhalten einerseits etwas sehr Schnelllebiges und gleichzeitig etwas sehr Verwurzeltes, man kann sagen: etwas Urmenschliches.

> *Unsere Haut ist aber nicht nur eine sichtbare Hülle, sie ist ein Organ.*

Und zwar das größte des Menschen. Die Aufgaben sind so vielfältig und allein die Anpassungsfähigkeit der Haut so verblüffend, dass man aus dem Staunen fast nicht mehr herauskommt. Ohne Haut könnten wir nicht überleben. Denn sie schützt den Körper vor Licht, Hitze und Verletzungen. Sie ist also ein Schutzorgan. Aber nicht nur das. Sie ist mit unzähligen Nervenenden und Rezeptoren ausgestattet und damit auch unser größtes Sinnesorgan. Damit können wir Druck und Schmerz spüren, aber natürlich auch sanfte Berührungen wahrnehmen. Die Schmerzrezeptoren schützen uns vor schwerwiegenden Verletzungen. Wenn wir zum Beispiel spüren, wenn etwas zu heiß ist, ziehen wir die Hand sofort weg, sonst würden wir uns verbrennen. Das sind aber noch nicht alle Funktionen unserer Haut. Sie ist nämlich auch ein Ausscheidungsorgan. Als solches scheidet sie Schweiß, Talg und Salze aus und entlastet damit die Nieren. Wenn Leber und Nieren überlastet sind, zeigt sich das in einer sehr unreinen und entzündlichen Haut.

Wenn Frauen zum Schönheitsmediziner gehen, so kommen sie überwiegend wegen ihrer Haut. Denn an ihr zeigen sich die Alterserscheinungen am deutlichsten. Ein guter Schönheitsmediziner sieht die Haut nicht als Hülle, sondern als Organ. Mit all seinen unglaublichen Funktionen. Und diese sollte er berücksichtigen, wenn eine Schönheitsbehandlung durchgeführt wird. Nur so kann eine Hautverjüngung nachhaltig angewandt werden. Das beginnt bei der Ernährung, die die Basis für schöne Haut und Haare ist. Wer sich schlecht ernährt, sollte sich Schönheitsbehandlungen sparen. Denn sie können ihre Wirkung nicht entfalten.

Erst wenn die Versorgung der Haut von innen stimmt, macht es Sinn, sie von außen mit Behandlungen und Kosmetikprodukten ebenfalls zu versorgen. Manchmal ist es auch notwendig, mit Nahrungsergänzungsmittel nachzuhelfen – bei Mangelzuständen und in Zeiten erhöhter Stressbelastung. Die Behandlung der Haut gegen vorzeitige Hautalterung sollte daher so vielschichtig sein wie die Haut selbst.

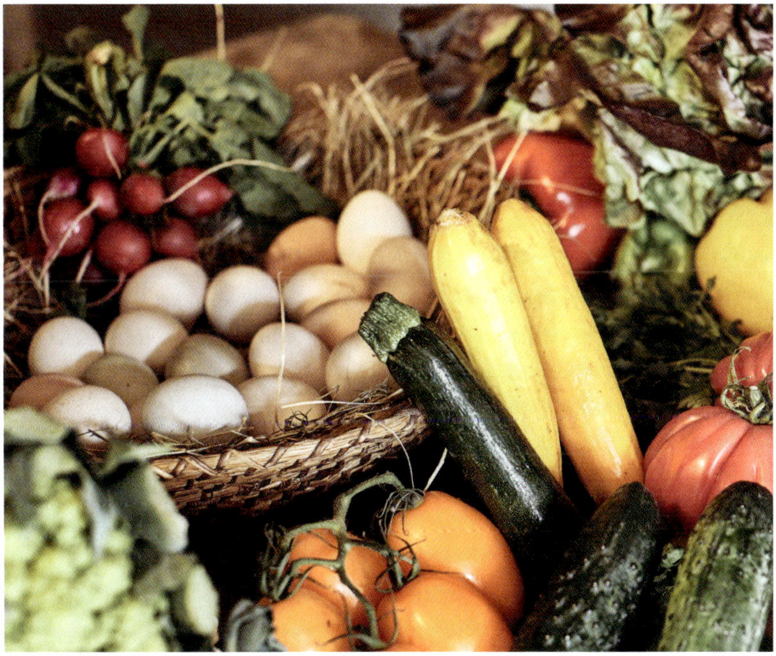

Die Haut – wichtige Fakten

Haut und Haare des Menschen werden ab der vierten Schwangerschaftswoche angelegt. In der sogenannten Embryonalphase entsteht aus dem äußeren der drei Keimblätter, dem Ektoderm, unter anderem die Epidermis und Hautanhangsgebilde. Dazu zählen Haare, Nägel, Talg- und Schweißdrüsen.

Die Haut besteht aus **Oberhaut** (*Epidermis*), **Lederhaut** (*Dermis* oder *Corium*) und **Unterhaut** (*Subkutis*). Die Epidermis ist die Schutzschicht der Haut und erneuert sich in etwa alle vier Wochen. Die Hornzellen dieser Schicht sind abgestorbene Hautzellen, für die ständig Nachschub aus der darunterliegenden Dermis geliefert wird. Die Epidermis ist von einem Säureschutzmantel umgeben, der Talg genannt wird. Er hält Viren und Bakterien davon ab, in die Haut einzudringen.

Die **Lederhaut** (*Dermis*) ist der Ort, wo neue Hautzellen gebildet werden. Dabei sind sie auf ausreichend Nährstoffe aus der Umgebung angewiesen. Diese werden über die Nahrung aufgenommen und eingespeichert. Diese Schicht besteht aus Fasern, die reißfest und elastisch sind. Erstere werden kollagene, zweitere elastische Fasern genannt. Weiters finden sich in der Dermis Rezeptoren für Temperaturempfinden sowie Talg- und Schweißdrüsen. Talgdrüsen bilden wie gesagt den Säureschutzmantel der Haut und dienen wie die Schweißdrüsen der Ausscheidung von Stoffen. Auch der Ursprung unserer Haare, die Haarfollikel, sind in die Lederhaut eingebettet.

Die **Unterhaut** (*Subkutis*) besteht aus Fett- und Bindegewebe. Fettgewebe schützt vor Kälte und Erschütterungen. Es handelt sich um den größten Energiespeicher des Körpers. Vor allem das Bauchfett ist zudem sehr stoffwechselaktiv und kann als eigenes Organ betrachtet werden, das Hormone ausschüttet und von Hormonen beeinflusst wird.

Oberhaut und Unterhaut beeinflussen maßgeblich unser Aussehen. Im Laufe des Lebens machen alle Schichten einen ständigen Wandel durch. Alterserscheinungen sind unmittelbar damit verknüpft und ein Großteil der Schönheitsmedizin beschäftigt sich damit, diesen Wandel aufzuhalten.

Ab Ende zwanzig beginnt in etwa die Hautalterung. Das hat innere und äußere Ursachen. Zu Ersteren zählt die nachlassende Kollagen- und Elastinproduktion. Beides sind Körperproteine, die der Haut Festigkeit (*Kollagen*) und Dehnbarkeit (*Elastin*) verleihen. Einige Schönheitsbehandlungen zielen darauf ab, die Haut durch Mikroverletzungen zur Produktion dieser Proteine anzuregen.

Auch der Hauterneuerungsprozess, der in etwa vier Wochen benötigt, verlangsamt sich mit zunehmendem Alter. Die sogenannten Basalzellen in der untersten Schicht der Epidermis werden neu gebildet und sind zunächst wasserreich. Sie schieben die Zellen über ihnen nach oben. Diese Zellen wandern zur Hautoberfläche, trocknen aus und werden zu Hautschuppen. Tote Zellen also, die letztlich abgestoßen werden und auf unserer Haut eine wichtige Funktion haben: Als Hornschicht schützen sie vor Verletzung, Austrocknung, aber auch vor UV-Strahlung.

Der Zeitraum der Hauterneuerung verlangsamt sich mit dem Älterwerden immer mehr, und das führt zu fahler, gräulich wirkender Haut und einer trockenen, unregelmäßigen Hautoberfläche. Denn zum einen kann sie das Licht nicht mehr so gut reflektieren und zum anderen ist sie nicht mehr in der Lage, die Feuchtigkeit gut zu speichern – die Haut wird trocken.

Auch Hormone haben einen starken Einfluss auf Haut und Haare. Dies wird besonders in der Menopause ersichtlich: Der Östrogenspiegel sinkt und die Haut wird dünner und trockener. Dadurch verstärkt sich die Faltenbildung. In den Hormonstoffwechsel einzugreifen ist eine sehr heikle Sache, da zum Beispiel das Risiko von Brustkrebs bei erhöhtem Östrogenspiegel steigt. Wenn überhaupt, so sind Hormoncremen die bessere Alternative, aber auch hier ist prinzipiell Vorsicht geboten. Es muss also andere Möglichkeiten geben, auch in und nach der Menopause etwas gegen die Trockenheit und Ausdünnung der Haut zu tun. Hier kommen beispielsweise die Aminosäuren ins Spiel, über die wir im Detail noch später hören werden. Nur so viel: Aminosäuren können mit der Nahrung aufgenommen werden und stoßen alle Stoffwechselprozesse im Körper an. Daher haben sie auch Einfluss auf die körpereigene Hormonbildung.

Neben den inneren Faktoren für die Hautalterung, zu der übrigens auch die jeweils unterschiedlich genetische Veranlagung zählt, gibt es auch zahlreiche Einflüsse von außen, die die Haut vorzeitig altern lassen: Dazu zählen UV-Strahlung, Rauchen und Luftverschmutzung. Aber auch Nährstoffmangel spielt eine wichtige Rolle: Hier schließt sich der Kreis zu unserem Thema:

> *Unsere Haut braucht die richtigen Nährstoffe, um die Hautalterung aufzuhalten und hinauszuzögern.*

Die Haare – wichtige Fakten

Das Haar besteht aus einem Haarschaft, der aus der Haut ragt, und einer Haarwurzel, die von Bindegewebe eingehüllt ist. Dieser Teil wird Haarfollikel genannt, hier mündet auch eine Talgdrüse. Diese hat die Aufgabe, ein fettiges Sekret an die Kopfhaut abzugeben, damit die Haut geschützt ist. An jedem Follikel setzt ein winziger Muskel an. Diese Muskeln benötigen wir, um die Haare aufzurichten, was nicht willentlich gesteuert werden kann. Vielmehr kommt es durch Kälte oder Ekel zu einem Aufrichten der Haare, was als *Gänsehaut* bezeichnet wird. Dieses Phänomen ist ein Überbleibsel aus der Evolutionsgeschichte, als Menschen noch stark behaart waren: Durch das Aufrichten der Haare entstand darunter ein Luftpolster, der zusätzlich vor Kälte schützte. Außerdem enden hier Nervenfasern.

Die Haarwurzel endet in der sogenannten Haarzwiebel. Dieser Teil wird so genannt, weil sie sich kugelig verdickt. In die Haarzwiebel ist die Haarpapille eingebettet. Diese wird durch Blutgefäße versorgt. Nährstoffe gelangen über diese Blutgefäße in die Haarpapille und an ihrer Grenze zur Haarzwiebel werden die neuen Haarzellen gebildet. Diese Zellen verkleben miteinander und verhornen, so entsteht das Haar selbst. Durch die ständige Neubildung der Zellen schiebt sich das Haar schließlich durch die Haut.

Pro Tag wächst ein Haar in etwa 0,3 Millimeter, also etwas über einen Zentimeter pro Monat. Dabei befinden sich unsere Haare in unterschiedlichen Phasen: Die Wachstumsphase dauert zwei bis sechs Jahre und die meisten unserer Kopfhaare befinden sich in diesem aktiven Wachstum. Die Übergangsphase bedeutet, dass keine Zellteilung mehr erfolgt und die Haarpapille nicht mehr mit Nährstoffen versorgt wird. Etwa ein bis drei Prozent der Kopfhaare befinden sich in dieser Phase, die etwa zwei Wochen dauert. In der Ruhephase fällt das Haar schließlich aus. Etwa acht bis vierzehn Prozent der Kopfhaare befinden sich in dieser Phase, die etwa drei Monate dauert. Unter dem ausfallenden Haar hat sich bereits ein neues Haar gebildet, das das alte herausschiebt. Der Zyklus beginnt von Neuem.

Damit das Haar gesund und kräftig bleibt, braucht die Haarpapille jede Menge Nährstoffe.

Dazu zählen Vitamine, Mineralstoffe und Spurenelemente. Diese Nährstoffe müssen mit der Nahrung aufgenommen werden. Deshalb sind die Nährstoffe für die Haarpapille Teil unseres Beauty-Ernährungskonzeptes.

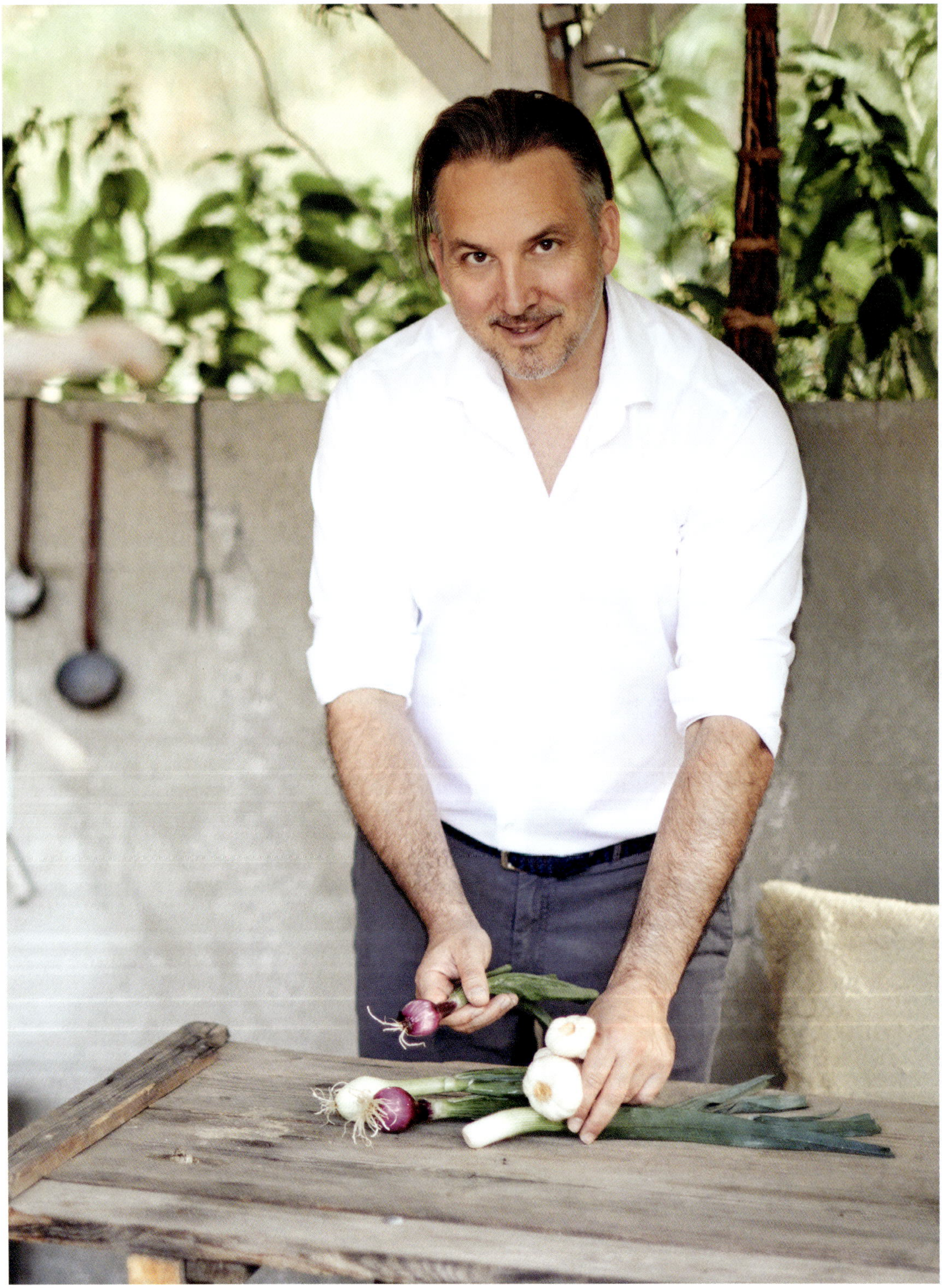

Mein Ernährungskonzept – kurz gefasst

Essen Sie fünf Mal täglich Obst und Gemüse. Diesen Satz haben Sie bestimmt schon unzählige Male gehört oder gelesen. Mich hat dieser Spruch schon immer genervt. Ich weiß, der Satz sollte die Bevölkerung dazu anregen, mehr Obst und Gemüse zu essen. Aber dieser Rat ist absolut nicht praxistauglich. Erstens wird es kaum jemand schaffen, fünf Mal am Tag Obst oder Gemüse zu essen, und zweitens bin ich immer dafür zu erklären, warum man etwas tun soll.

Meine Erfahrung als Arzt hat mich gelehrt, dass Empfehlungen am ehesten dann umgesetzt werden, wenn die Patienten über die Details Bescheid wissen. Warum soll man Obst überhaupt essen? Oder noch genauer: Was ist eigentlich beispielsweise an der Banane gesund, welche Inhaltsstoffe hat sie und wie wirken diese auf unseren Körper? Ratschläge sollten auch individuell begründet werden, denn vielleicht braucht der eine Patient mehr zinkhaltiges Gemüse und der andere vermehrt sekundäre Pflanzenstoffe?

Sie sehen schon, wir werden uns auf den nächsten Seiten auch mit einigen spannenden Details beschäftigen. Sie sollen wissen, warum Sie was essen sollen. Wir bleiben nicht an der Oberfläche, sondern ergründen auch die Wechselwirkung der Haut mit anderen Organen. Ich zeige Ihnen mein Beauty-Ernährungskonzept. Schritt für Schritt.

> ***Ganz wichtig:***
> ***Mein Beauty-Ernährungskonzept soll leicht umsetzbar und in den Alltag integrierbar sein.***

Das Essen soll auch glücklich machen. Zum einen durch natürliche glücklich machende Inhaltsstoffe – wie sie beispielsweise in der Tomate enthalten sind –, zum anderen dadurch, dass die Rezepte satt und zufrieden machen. Die Gerichte sollen den Stoffwechsel anregen und diesen auf Hochtouren bringen, damit der Körper automatisch die Fettverbrennung ankurbelt, ohne dass wir uns darüber Gedanken machen müssen. Gleichzeitig soll der Körper mit natürlichen Aminosäuren versorgt werden, damit unsere Muskeln wachsen können. Die Haut soll mit Nährstoffen versorgt werden, um sie geschmeidig und elastisch zu halten. Unsere Haare sollen vor Haarverlust geschützt sein und die bestehenden Haare gestärkt werden. Sie sollen vor Gesundheit glänzen. Das Gewebe soll sich straffer anfühlen, prall und gut durchfeuchtet. Schlackenstoffe und Wassereinlagerungen sollen abtransportiert werden.

Ein wesentlicher Faktor des Beauty-Ernährungskonzeptes ist auch, wie wir uns fühlen. Sie sollen spüren, dass es Ihnen gut geht, sich auf die nächste Mahlzeit freuen und ohne schlechtes Gewissen essen.

Zusammengefasst:

- Die Alterserscheinungen Ihrer Haut sollen verlangsamt werden.
- Das Hautbild soll sich verbessern.
- Die Haare sollen kräftiger werden.
- Sie sollen die Möglichkeit haben, schlanker zu werden.
- Ihr Gewebe soll sich straffer anfühlen.
- Sie sollen sich gut und glücklich fühlen.

Die Anforderungen an mein Beauty-Ernährungskonzept sind damit sehr hoch. Ja, ich will das Maximum für Sie herausholen. Es genügt mir nicht, Ihnen zu sagen, dass Sie mehr Gemüse und Obst essen sollen. Das wissen Sie ohnehin schon von Kindesbeinen an. Wir werden uns auf den nächsten Seiten intensiv mit diesem Thema beschäftigen. Dabei ist es meine Aufgabe, das Konzept für Sie verständlich zu machen. Es für Sie so aufzubereiten, dass Sie es sofort umsetzen können.

Keine Diät!

Noch etwas ist mir sehr wichtig: Es handelt sich hier um keine Diät! Ich halte nichts von Diäten, denn die meisten Menschen wiegen einige Zeit nach einer Diät mehr als vor der Diät. Weil es uns nun einmal (zum Glück) angeboren ist, dass sich unser Körper gegen das Verhungern zur Wehr setzt! Wenn wir ihn also derart in Alarmbereitschaft versetzen, dann wird sich unser Körper alles zurückholen, was er bekommen kann. Er suggeriert uns dann, er wäre immer noch nicht satt, und speichert darüber hinaus das, was er bekommt, maximal ab. Dazu verlangsamt er den Stoffwechsel und damit die Fettverbrennung.

Es gibt nur eine vernünftige Methode, um abzunehmen: mehr Kalorien verbrauchen als aufnehmen und dabei satt und zufrieden sein. Ganz so einfach ist es aber dann doch nicht, denn es kommt sehr darauf an, was wir essen.

> ***Nicht die Kalorienanzahl steht bei unserem Konzept im Vordergrund, sondern wie die einzelnen Lebensmittel das Abnehmen bremsen oder beschleunigen.***

In unserem Beauty-Ernährungskonzept geht es nicht nur darum, schlanker zu werden, ich möchte vor allem auch, dass Sie Ihren Körper in Balance bringen und ihn mit den besten Nährstoffen versorgen können. Das Ergebnis sollen Sie an Ihrer Haut und Ihren Haaren sehen.

> ***Reine Haut und glänzende Haare werden Ausdruck Ihrer Gesundheit sein.***

Moderne Schönheitsmedizin sollte keinesfalls oberflächlich sein, sondern sie funktioniert nur im Einklang mit der Gesundheit. Wie nähern wir uns jetzt weiter dem Konzept an? Sie wissen bereits, was dieses bewirken soll. Aber wie soll das funktionieren? Nun, zum einen muss die Haut als Organ verstanden und ihre Abhängigkeit und Zusammenspiel mit anderen Organen wie Leber oder Niere beachtet werden. Andererseits ist es notwendig, die Rolle der Hormone auf Haut, Haare und Gewebe zu betrachten. Auch der Einfluss von unbemerkten chronischen Entzündungen, sogenannte *stille Entzündungen,* ist bedeutend. Wir werden auch das Säure-Basen-Gleichgewicht näher betrachten.

Unser Ziel ist, unseren Körper in Balance zu bringen und dieses Gleichgewicht auch zu spüren. Dabei spielen auch bestimmte Lebensstilfragen eine Rolle: Neben dem Schlaf, der großen Einfluss auf Körper und Geist hat, werden wir uns damit befassen, wie wir chronischen Stress reduzieren. Denn dieser erhöht den Cortisolspiegel und ein erhöhter Cortisolspiegel vergrößert unter anderem den Bauchumfang. Wir werden das unglaubliche Zusammenspiel von Darm und Haut kennenlernen und danach umso mehr verstehen, wie sehr unsere Verdauung unsere Schönheit beeinflusst.

Einfaches Konzept für den Alltag

Wie Sie sehen, kommt unser Konzept nicht mit dem Spruch *fünf Mal Obst und Gemüse aus* – es gibt viele Aspekte zu berücksichtigen, damit es funktionieren kann. Ein Punkt ist dabei ganz wesentlich: Trotz aller Überlegungen, die wir miteinbeziehen und berücksichtigen wollen – das Konzept muss einfach sein. Denn nur wenn es sich leicht in den Alltag integrieren lässt, kann man es umsetzen. Und genau das ist letztendlich das Ziel: die praktische Umsetzung in Ihrem täglichen Leben.

Dabei möchte ich Sie auf die Technik des *Körperflüsterns* aufmerksam machen und Ihnen zeigen, wie Sie diese einsetzen können. Es handelt sich dabei um ein Rückmeldesystem zwischen unserem Geist und unserem Körper. Das Besondere am *Körperflüstern* ist, dass wir uns dieses Rückmeldesystem auch wirklich bewusst machen. Sie kennen bestimmt den Ausspruch *in den Körper hineinhören* – darum wird es dabei gehen.

Was erwartet Sie nun in den folgenden Kapiteln?

Zunächst werden wir kennenlernen, wie Darm, Leber und Niere mit unserer Haut und unseren Haaren zusammenhängen. Wie Hormone, sei es jene, die wir bilden, oder solche, die wir ungewollt über die Nahrung aufnehmen, unser Gewicht beeinflussen. Wie *stille Entzündungen* Haar und Haut chronisch schädigen. Oder ein gestörtes Säure-Basen-Gleichgewicht zu Haarausfall und Hautbildveränderungen führt.

Danach werde ich Ihnen zeigen, wie Sie sich optimalerweise ernähren, um das Beste für Ihre Haut, Haare und Gewebe – unter Berücksichtigung der genannten Punkte – zu tun.

Aber bevor ich Ihnen die Lösung präsentiere, werden Sie in einem eigenen Kapitel die wichtigsten Begriffe kennenlernen: Was heißt glykämischer Index? Was versteht man unter sekundären Pflanzenstoffen? Was sind Ballaststoffe? Was versteht man unter freien Radikalen und was sind Antioxidantien? Das und vieles mehr möchte ich Ihnen erklären.

Nach diesem Kapitel gehe ich auf den Lebensstil ein, der hilft, damit das Konzept seine volle Wirkung entfalten kann. Welchen Sport sollte man betreiben, um das Gewebe zu festigen oder eine gewollte Gewichtsabnahme zu fördern? Was hat es mit der Bioimpedanzanalyse auf sich und warum ist die Zahl auf der Waage nicht immer das Wichtigste? Warum ist unser Schlaf so wichtig für unser Aussehen? Ich zeige Ihnen sogar, wie Sie im Schlaf abnehmen können. Und wie Sie zum *Körperflüsterer* werden.

Danach werden Sie die wichtigsten Lebensmittel für Ihre Haut und Ihre Haare kennenlernen. Warum wirken sie und welche Inhaltsstoffe sind dafür verantwortlich? Wie sollen sie am besten zubereitet werden, damit die Nährstoffe maximal erhalten bleiben? Auch die korrekte Lagerung spielt eine bedeutende Rolle. Was sollte beim Einkauf beachtet werden und wie wichtig ist die Regionalität der Lebensmittel?

Im nächsten Kapitel wird das Beauty-Ernährungskonzept im Detail erklärt. Welches Ziel hat es und welche Anforderungen müssen erfüllt sein? Welche Nährstoffe sollen wie miteinander kombiniert werden, um alles abzudecken? Dann gehen wir der Frage nach, wie das Konzept leicht und ohne Aufwand in Ihren Alltag integriert werden kann.

Daraufhin werde ich Ihnen einige Bowl- und One-Tray-Rezepte vorstellen, die sie einfach und schnell nachkochen können.

Jetzt aber fangen wir an!

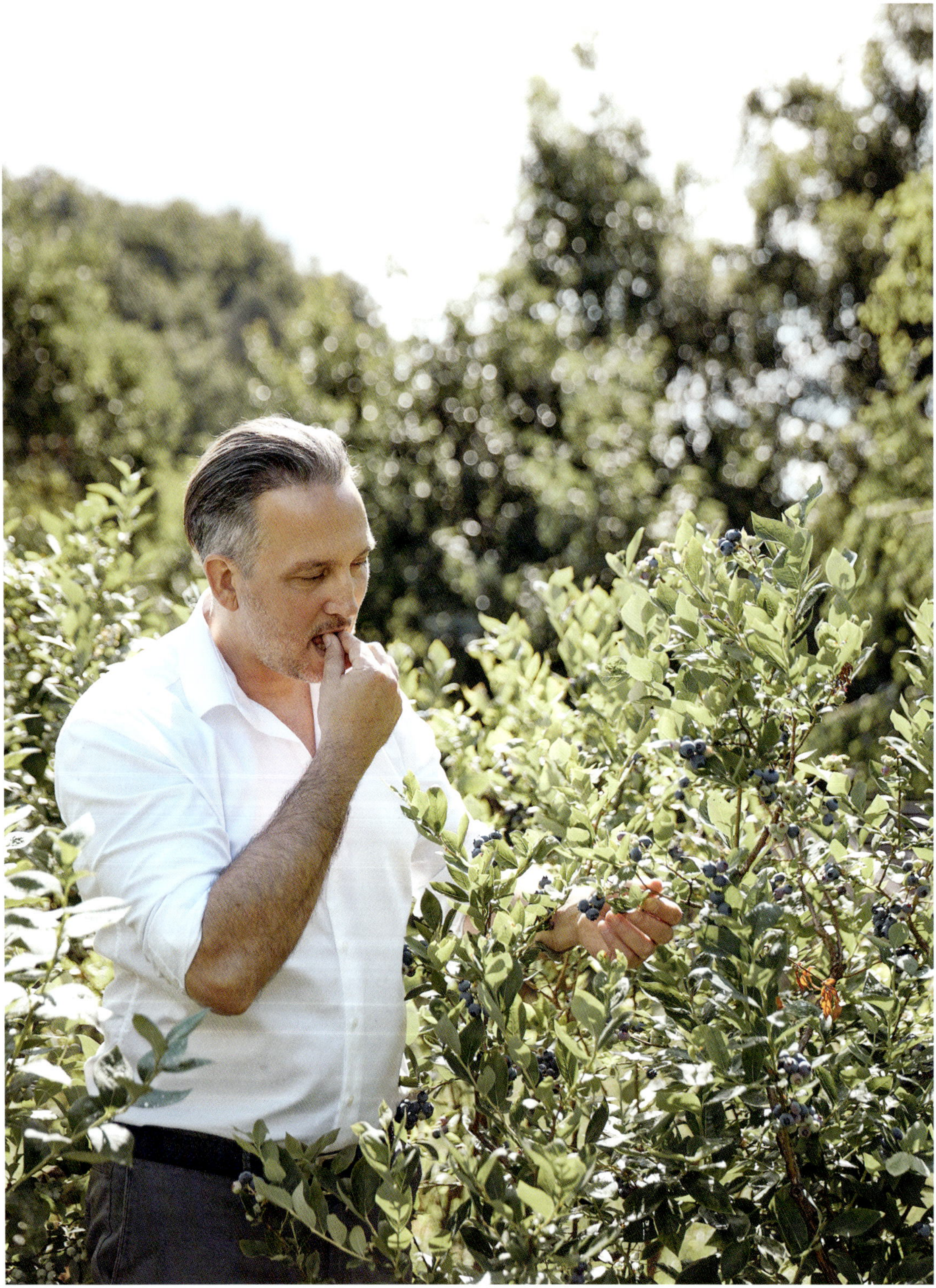

Hormone & Co – der Einfluss von innen

Haut und Haare haben wichtige Verbündete im Körper, mit denen sie eine Allianz der Gesundheit bilden. Zusammen sind sie stark. Wenn wir uns fit fühlen und voller Energie, dann liegt es auch daran, dass diese Allianz funktioniert.

Der Darm zählt zu den wichtigsten Verbündeten. Tatsächlich weist er mehr Ähnlichkeiten mit unserer Haut auf, als man annehmen würde. In der Embryonalphase entwickeln sich beide aus derselben Schicht, Haut und Darm haben also denselben Ursprung. Sie verbindet außerdem eine große Oberfläche und eine dichte Keimbesiedelung. Darmbakterien benötigen wir vor allem für die Verdauung: Sie spalten Kohlenhydrate, bilden Vitamine und bauen Zucker-Eiweiß-Komplexe ab. Diese Art von Darmbakterien werden protektive, also schützende Bakterien genannt.

Pathogene Keime sind hingegen solche, die krank machen, wenn zum Beispiel die schützenden Keime durch einseitige Ernährung oder häufige Antibiotikatherapien geschädigt wurden.

Die gesunde Darmflora kann giftige Substanzen neutralisieren, die beim Stoffwechsel entstehen.

Unser Darm ist ein wichtiges Immunorgan: Die schützenden Darmbakterien verhindern Infektionen. Zwischen Darm und Haut besteht die sogenannte Darm-Haut-Achse: Erkrankungen des Darmes können Hauterkrankungen auslösen. So werden Rosazea, Neurodermitis oder Akne auch mit einer möglichen Disharmonie von Darmbakterien in Verbindung gebracht.

Haut und Darm

Wie oben beschrieben, ist die Haut auch ein Ausscheidungsorgan. Auch hier besteht eine eindeutige Parallele zum Darm. Ist der Darm auf Grund einer gestörten Darmflora überfordert, übernimmt auch die Haut die Funktion des Ausscheidens von Gift- und Schadstoffen. Wer also Hautprobleme hat, sollte seine Darmflora überprüfen lassen. Ein Ungleichgewicht der Darmflora wird Dysbiose genannt: Entweder ist die Zahl der schützenden Darmbakterien zu gering oder die Artenvielfalt der Bakterien ist mangelhaft.

Eine gesunde Darmflora ist also Grundlage für ein schönes Hautbild.

Das Gute daran: Wir können die schützenden Darmbakterien durch unsere Ernährung vermehren. Durch eine Vielfalt an Nahrungsmitteln. Denn einseitiges Essen – vor allem mit Wurst, Weißbrot, Softdrinks und Süßem – dezimiert den Artenreichtum der guten Darmbakterien. Dieser ist aber wichtig für unser Immunsystem, für unseren Stoffwechsel und damit auch für Haut und Haare.

Wie wird also der Artenreichtum gefördert?

Indem wir viel Ballaststoffe zu uns nehmen, denn davon ernähren sich die schützenden Darmbakterien. Über das Wort *Ballaststoffe* sind sie sicherlich schon häufiger gestolpert. Eigentlich ist dieses Wort negativ behaftet, denn wer verbindet schon *Ballast* mit einem positiven Nutzen? Der Name kommt aus einer Zeit, als man dachte, die Ballaststoffe hätten keinen Nutzen. Aber dem ist absolut nicht so.

Wir werden im nächsten Kapitel noch näher auf die vielfältigen Wirkungen der Ballaststoffe eingehen. Nur so viel vorab: Sie sind unverdauliche Stoffe aus pflanzlichen Lebensmitteln. Weil der Darm sie nicht aufnehmen kann, wird auch keine Energie daraus gewonnen. Auf den ersten Blick also reiner Ballast. Auf dem zweiten Blick sieht man, was dieser *Ballast* in unserem Darm Positives bewirkt. Denn er ernährt die guten Bakterien.

Ballaststoffe finden sich unter anderem in Getreide, Hülsenfrüchten, Obst und Gemüse. Die Darmbakterien sind sehr anpassungsfähig. Es ist daher nie zu spät, mit einer vielfältigen Ernährungsweise zu starten. Aber genauso wie sich die Bakterien an die Vielfalt der Nahrung anpassen, so passen sie sich schnell wieder an einseitige Kost an. Das ist ein weiterer Grund, warum ich von Diäten nichts halte. Wenn wir uns nur vorübergehend anders ernähren und dann wieder in das alte Muster verfallen, nimmt auch die Artenvielfalt der Darmbakterien wieder ab.

Das Ernährungskonzept ist jedenfalls nicht zuletzt auch deshalb als dauerhafte Nahrungsumstellung gedacht.

Wissenschaftler halten die traditionelle Mittelmeerküche für besonders darmfreundlich. Das Konzept: Obst, Gemüse, Vollkornbrot, Nüsse, Reis und Kartoffeln. Immer öfter Fleisch durch Fisch ersetzen und Öle verwenden, die reich an Omega-3-Fettsäuren sind. So zum Beispiel Rapsöl, das sich zum Kochen eignet, da es hitzebeständig ist.

Haut und Leber

Wenn wir vom Darm als Verbündetem unserer Haut und Haare sprechen, so darf die Leber nicht fehlen. Denn erstes gehört sie auch zum Verdauungstrakt und zweitens ist sie ebenfalls ein wichtiges Ausscheidungsorgan, das bei Überlastung einen Teil seiner Aufgaben an die Haut abgibt.

Eine Überlastung der Leber zeigt sich unter anderem in Hautunreinheiten. Giftstoffe werden normalerweise in der Leber unschädlich gemacht und dann über Harn oder Gallenflüssigkeit ausgeschieden. Eine Überlastung der Leber kann man also auch an der Haut und am Gewebe bemerken. Die Cellulite kann auch hier ihre Ursache haben: Denn, wenn die Leber ihre Aufgabe der Entgiftung nicht voll erfüllen kann, werden die Giftstoffe als Zwischenprodukte ins Bindegewebe gelagert und unschöne Unregelmäßigkeiten im Bindegewebe (also *Cellulite*) entstehen.

Auch hier findet sich der Zusammenhang mit der modernen Schönheitsmedizin. Eine Cellulite-Behandlung von außen mit Stoßwellen oder Radiofrequenz ist sicher sinnvoll. Zusätzlich sollte aber an eine mögliche Überlastung der Leber gedacht werden. In der Medizin sollte man als Arzt immer über den Tellerrand seines Fachgebietes schauen. Das gilt natürlich auch für die Schönheitsmedizin.

Wie kann es zu einer Überlastung der Leber kommen? Zum einen durch zu viel Alkohol, zum anderen durch zuckerhaltige Speisen und Getränke. Bestimmte Nahrungsmittel entlasten die Leber und unterstützen sie in ihrer Aufgabe als Entgiftungsstation unseres Körpers. Allen voran die Kohlgewächse: Brokkoli, Blumenkohl oder Rosenkohl. Nicht zuletzt deshalb werden sie sich in unserem Beauty-Ernährungskonzept wiederfinden.

Die Leber produziert die Gallenflüssigkeit. Diese wird benötigt, um Fette verdauen zu können. Darunter sind nicht nur Nahrungsfette, sondern auch Hormone oder Giftstoffe, die aus Fettanteilen bestehen. Eine gute Gallenproduktion ist also nötig, damit die Leber ihre Aufgaben erfüllen kann. Sonst werden die Gifte über die Haut ausgeschieden und das kann sich in chronischen Hautunreinheiten bemerkbar machen. Die Gallenproduktion wird durch Bitterstoffe gefördert. Diese verhindern Gallensteine und kurbeln die Fettverdauung der Leber an. Artischocken enthalten zum Beispiel sehr viele Bitterstoffe, aber auch Rucola, Radicchio oder Kaffee. Ein Ausscheidungsorgan fehlt uns noch: die Niere. Sie scheidet Abfallprodukte über den Urin aus. Die Haut entlastet die Nieren, indem sie Schweiß absondert.

Unsere Haut kann nicht strahlen, wenn sich Abfallprodukte aus Darm und Urin in den Poren ablagern. Deshalb ist es wichtig, das Verdauungssystem nicht zu überlasten. Das können wir wesentlich über unsere Ernährung steuern. Und weil ein Zusammenhang zwischen Hautunreinheiten und Ausscheidungsorganen bestehen kann, ist eine Nahrung, die Leber, Galle, Darm und Nieren unterstützt, gleichzeitig auch Beautyfood.

Wie stille Entzündungen Haut und Bindegewebe schädigen

Eine Entzündung entsteht, wenn sich der Körper wehrt. Somit ist eine Entzündung per se nichts Schlechtes. Denn sie erlaubt unserem Körper, Eindringlinge zu bekämpfen und abzutöten. Eine Entzündung ist also ein wichtiger Schutzmechanismus. Wird der Eindringling von unseren weißen Blutkörperchen erkannt, setzen diese Zytokine frei und aktivieren Abwehrzellen. Eine Kettenreaktion tritt in Kraft, die das Ziel hat, die Gefahr zu beseitigen.

Wir unterscheiden akute und chronische Entzündungen.

Chronische Entzündungen dauern lange an oder sind sogar dauerhaft. Sie entstehen, wenn die Abwehrkräfte nicht mit den schädigenden Stoffen fertig werden.

Bestimmte chronische Entzündungen bleiben lange unentdeckt, weil sie keine typischen Symptome hervorrufen, die an eine Entzündung denken lassen. Deshalb nennt man sie **stille Entzündungen**. Diese schwelen vor sich hin und machen sich mit unspezifischen Symptomen bemerkbar: Müdigkeit, Abgeschlagenheit, Darmproblemen und auch Hautunreinheiten und anderen Hautproblemen wie Akne oder Neurodermitis. Selbst wenn keines dieser Symptome auftritt, so führen stille Entzündungen zu einer vorzeitigen Hautalterung und zu einem vorzeitigen Ergrauen der Haare.

Ursache für stille Entzündungen ist eine Dysbalance zwischen oxidativem Stress und antioxidativem Schutz. Der Körper bietet zu wenig Abwehrreaktion gegen schädigende Stoffe. Das sind freie Radikale, die täglich auf uns einwirken. Sie werden vermehrt durch Faktoren wie Rauchen, übermäßige Sonnenexposition oder zu viel Stress gebildet.

Aber auch unsere Ernährung spielt bei der Entstehung von stillen Entzündungen eine wesentliche Rolle: Fleisch, Wurst, Fertigprodukte sind Lebensmittel mit vielen ungesunden Fettsäuren und viel verstecktem Zucker – sie fördern stille Entzündungen. Unsere Haut ist ein Gradmesser, wie viel Entzündung in uns steckt. Denn eine Entzündung schädigt das Bindegewebe und macht die Haut trocken, weil sie sich weniger gut regenerieren kann.

Auch starke Augenringe können ein Zeichen von stillen Entzündungen sein. Sie sehen, unsere Haut ist nicht nur von *natürlichen* altersbedingten Veränderungen – wie Kollagen und Elastinverlust – begleitet, sondern auch von chronischen Entzündungen.

Die gute Nachricht: Ebenso wie ungesunde Ernährung diese fördern kann, so kann die richtige Ernährung stille Entzündungen in der Haut beseitigen. Deshalb ist antientzündliche Ernährung auch Teil unseres Beauty-Ernährungskonzeptes. Zum einen geht es darum, den oxidativen Schutz durch Lebensmittel zu erhöhen, die besonders viele Schutzstoffe (Antioxidantien) enthalten. Dazu zählen natürlich Obst und Gemüse, aber auch Wasser. Zum anderen gibt es tatsächlich spezifische Lebensmittel, die antientzündlich wirken, und solche, die man meiden sollte.

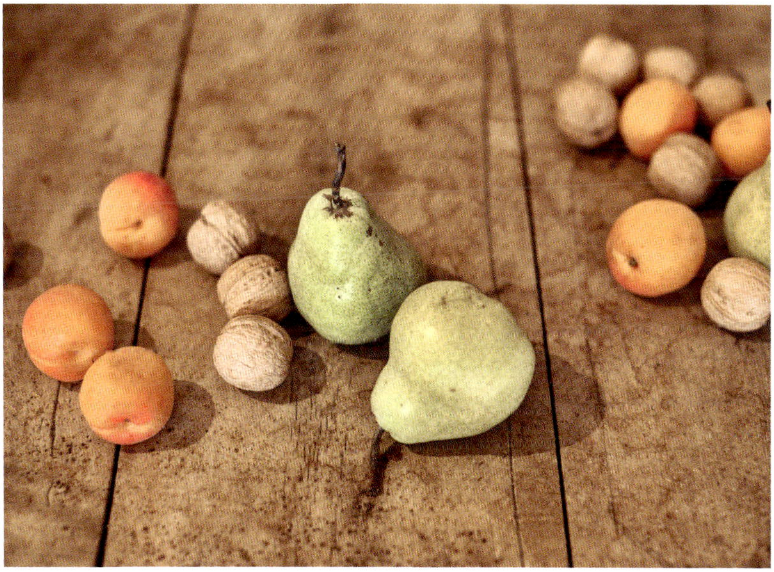

Der Einfluss der Hormone

Wir unterscheiden körpereigene Hormone und Umwelthormone. Erstere werden in unsere Drüsen (Hypothalamus, Hypophyse, Zirbeldrüse, Schilddrüse, Thymus, Nebennieren, Bauchspeicheldrüse, Eierstöcke) gebildet. Spannend für unser Thema: Auch das Bauchfett produziert Hormone und kann in diesem Zusammenhang als Drüse bezeichnet werden. Aber dazu gleich mehr.

Als Umwelthormone werden Schadstoffe bezeichnet, die von außen in den Körper gelangen und an die Hormonrezeptoren andocken. Sie täuschen vor, echte Hormone zu sein, stammen aber von Chemikalien. Ein Beispiel ist Bisphenol, das in der Plastikherstellung vorkommt und dem Östrogen täuschend ähnlich ist. Sowohl körpereigene Hormone als auch Umwelthormone haben einen großen Einfluss auf unsere Haut, Haare und Gewebe. Zudem bestimmen sie wesentlich mit, ob wir schlank oder fettleibig sind. Zunächst möchte ich Ihnen ein paar wichtige Vertreter körpereigener Hormone und deren Wirkungsweise vorstellen.

Cortisol

Cortisol wird in der Nebennierenrinde gebildet. Neben Adrenalin und Noradrenalin ist Cortisol ein wichtiges Stresshormon. Während Adrenalin und Noradrenalin für die akute Abwehr von Gefahren sorgen, stellt Cortisol genügend Energie für den Körper bereit. Dazu regt es in unserem Körper den Stoffwechsel an und hebt den Blutzuckerspiegel. Ist der Stress vorbei, stellt sich wieder der Normalzustand ein.

So weit so gut. Was aber passiert bei Dauerstress? Ein anhaltend hoher Cortisolspiegel bringt den Stoffwechsel durcheinander und kann sogar zur Zuckerkrankheit (Diabetes) führen, weil Cortisol ein Gegenspieler von Insulin ist und dessen Wirkung in den Zellen abschwächt. Während Cortisol den Blutzucker erhöht, um Energie bereitzustellen, hat Insulin die Aufgabe, den Blutzucker zu senken. Ein anhaltend hoher Cortisolspiegel führt auch zur Zunahme der Fettleibigkeit: Denn die durch das Cortisol bereitgestellte Glukose wird vom Körper nicht verwertet, da er ja meist keine körperlichen Höchstleistungen vollbringen muss. Darauf war das System ursprünglich ausgelegt, als Stress ein Flucht- oder Kampfverhalten auslöste. Bei Dauerstress weiß der Körper nicht mehr, was er mit der Energie in Form von Zucker (Glucose) machen soll, wandelt es in Fett um und lagert es ins Fettgewebe ein.

Der wichtigste Auslöser für einen chronisch erhöhten Cortisolspiegel ist Dauerstress. Obwohl es einige Lebensmittel gibt, die den Cortisolspiegel erhöhen (Kaffee, Alkohol, Zucker, Kuchen etc.), lässt sich Cortisol eher durch Stressvermeidung beeinflussen als durch Ernährung.

Fazit: Wer schlank sein will, muss auch auf seinen Cortisolspiegel achten.

Östrogen

Wie bereits erwähnt, ist Östrogen für die Neubildung von Hautzellen und für die Kollagen- und Elastinbildung wichtig. Alterserscheinungen der Haut sind oft damit verbunden, dass der Östrogenspiegel abfällt.

Wer eine Hormonersatztherapie zum Hormonausgleich in Erwägung zieht, sollte unbedingt zu einem Hormonspezialisten bzw. Facharzt für Gynäkologie gehen. Wenn tatsächlich eine Hormonersatztherapie zum Einsatz kommt, dann sind mittlerweile Hormonpflaster im Einsatz, denn sie haben weniger Nebenwirkungen. Aber auch hier ist Vorsicht geboten, denn wer in den Hormonhaushalt eingreift, muss genau um jede Konsequenz Bescheid wissen. Zum Glück gibt es viele andere Möglichkeiten, Alterserscheinungen der Haut vorzubeugen und eine wesentliche ist, sie mit ausreichend Nährstoffen zu versorgen.

Die Geschlechtshormone können maßgeblich darauf Einfluss nehmen, ob wir schlank oder dick sind. Wer also immer bemüht ist, sein Idealgewicht zu erlangen, aber es trotz Sport nicht schafft, sollte auch an sein Östrogen und Testosteron denken. Tatsächlich ist ihre Balance für unsere Körperstatur entscheidend. Testosteron fördert das Muskelwachstum und Östrogen fördert die Bildung von Fettzellen. In diesem Zusammenhang wirken diese beiden Hormone also als Gegenspieler. Dennoch sollten sie nicht einseitig überwiegen, sondern am besten in Balance sein. Nun können wir durch unsere Ernährung tatsächlich auf das dick machende Östrogen Einfluss nehmen.

Dreh- und Angelpunkt einer östrogenhemmenden Ernährung ist das Enzym *Aromatase*. Menschen mit viel Bauchumfang und viszeralem Fett haben wahrscheinlich zu viel Östrogen. Dieses bildet immer wieder neues Fett und das Enzym Aromatase wandelt das ohnehin schon wenig vorhandene Testosteron auch noch in Östrogen um. Ein Teufelskreis entsteht. Die Ernährung sollte also zum einen bewirken, dass wir weniger Östrogen bilden und zum anderen, dass wir durch die Ernährung das Enzym Aromatase hemmen. Der Leiter der Hormonambulanz am Wiener AKH, Prof. Peter Frigo, hat dazu ein eigenes Buch (*Mühelos schlank*, erschienen 2022 in der edition a) geschrieben.

- Stark Aromatase-hemmende Lebensmittel sind beispielsweise Grüner Tee, Olivenöl, Pilze, Erdbeeren, Karotten, Kurkuma.

Vitamin D

Sie werden jetzt fragen: Warum Vitamin D? Ist das ein Druckfehler? Warum steht dieses Vitamin bei den Hormonen? Gleich vorweg: Das ist kein Fehler des Autors oder des Lektorats. Tatsächlich ist die Bezeichnung *Vitamin* bei Vitamin D etwas unglücklich gewählt. Denn eigentlich hat Vitamin D mit einem Hormon mehr gemeinsam als mit einem Vitamin. Deshalb erlaube ich mir, es hier in diesem Kapitel zu bringen, wenn es auch offiziell nach wie vor zu den fettlöslichen Vitaminen gezählt wird.

Die Sonderstellung zeigt sich darin, dass es der Körper selbst bildet und nur ein geringer Bruchteil durch die Nahrung aufgenommen wird. Es gelangt als Botenstoff in die Organe, so wie es auch andere Hormone tun.

Fast alle Zellen sind mit Rezeptoren für Vitamin D ausgestattet und allein diese Tatsache zeigt, wie wichtig und vielfältig seine Wirkung für uns ist. Wirkorte sind Gehirn, Immunsystem, Herz-Kreislaufsystem, Leber, Knochen, Muskeln, Blutzuckerspiegel, Haut und Haare.

Für unser Thema ist Letzteres besonders interessant: Auch unsere Haare haben Rezeptoren für Vitamin D. Das sind Stellen, wo dieses andocken kann; ähnlich einer Raumkapsel, die an eine Raumstation andockt. Es unterstützt das Haar, indem es die Stoffwechselaktivität verbessert. In meiner Praxis gehört die Untersuchung des Vitamin-D-Spiegels bei Haarausfall zur Routineuntersuchung. Denn ein zu geringer Vitamin-D-Spiegel ist sehr verbreitet. Das hat wiederum besonders mit unserer Lebensweise zu tun. Denn früher, als sich Menschen vor allem draußen aufhielten, war die Bildung von Vitamin D gesichert. Denn die Sonne ist der wichtigste Faktor, damit der Körper zur Bildung in der Lage ist. Die UVB-Strahlen der Sonne dringen in die obersten Hautschichten ein, hier wird die Vorstufe, das Provitamin D gebildet. Daraus bildet sich schließlich die aktive Form, das sogenannte Vitamin D3.

Auch auf die Hauterneuerung hat Vitamin D einen großen Einfluss, denn die Hautzellen haben ebenfalls eine Andockstelle. Dadurch wird die Erneuerung der Zellen unterstützt. Über diesen

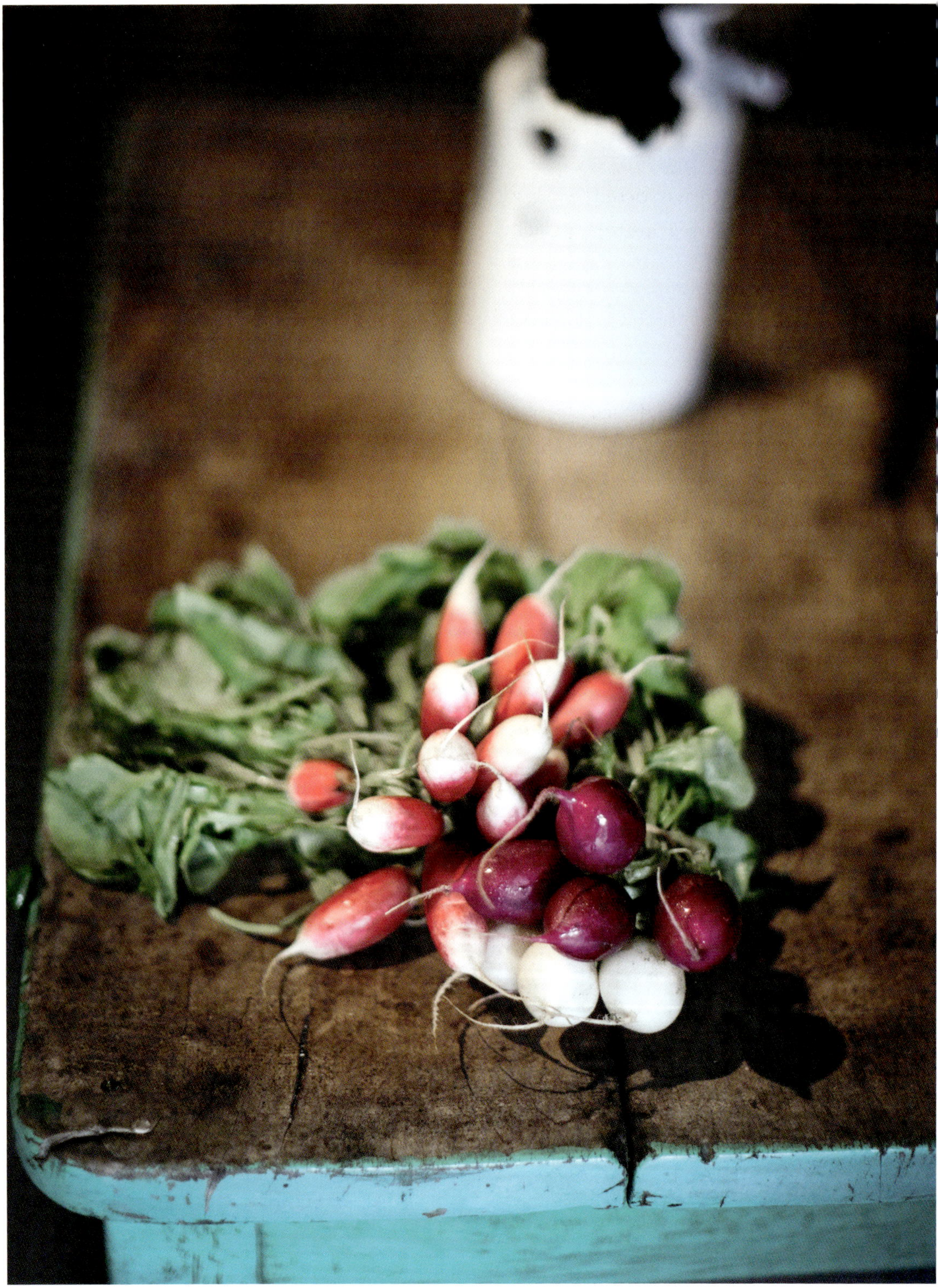

Prozess haben wir bereits weiter oben gehört und auch darüber, dass die Hauterneuerung mit dem Alter abnimmt.

> *Vitamin D wirkt also gegen die vorzeitige Hautalterung.*

Natürlich ist auch dieses Hormon bzw. Vitamin Teil des Beauty-Ernährungskonzeptes. Da es in erster Linie durch Lebensstilmaßnahmen (viel Sonnenlicht), aber auch in geringer Menge mit der Nahrung aufgenommen werden kann, werden wir es in beiden Aspekten aufgreifen.

Säuren und Basen sollten im Gleichgewicht sein

In unserem Körper sollte immer eine Balance zwischen Säuren und Basen bestehen, denn eine Übersäuerung macht sich auch an unserer Haut und unseren Haaren bemerkbar. Auch das Gewebe kann davon betroffen sein und zeigt sich zum Beispiel in Form von Cellulite, denn das Bindegewebe ist Zwischenlager für Ausscheidungsprodukte aus dem Stoffwechsel. Diese Schlacken führen zu Lymphstau und damit zu Orangenhaut an Oberschenkeln und Gesäß. An der Haut kann es zu Unreinheiten oder Entzündungen kommen, sogar Hautkrankheiten wie Neurodermitis stehen damit in Zusammenhang.

Haare werden bei Übersäuerung spröde und fallen zunehmend aus. Säuren und Basen sind gegensätzlich und brauchen dennoch einander, denn Säuremoleküle werden durch Basenmoleküle neutralisiert. So entstehen Salzmoleküle, die ausgeschieden werden können. Werden Säuren nicht durch Basen gepuffert, weil beispielsweise zu wenige vorhanden sind, so entstehen daraus Schadstoffe für den Körper. Trotzdem brauchen wir Säuren, denn ohne sie könnte die Verdauung nicht funktionieren und unser Magen wäre voll mit Bakterien.

Was wir allerdings auch brauchen, ist ein funktionierendes Puffersystem aus Basen, die die Säuren neutralisieren. Dieses sind Mineralien wie Eisen, Kalzium, Kalium, Magnesium und Natrium. Diese basischen Mineralien sollten wir über eine gesunde Ernährung zu uns nehmen. Welche das ist, wird ebenfalls Bestandteil unseres Beauty-Ernährungskonzeptes sein.

Es gibt Lebensmittel, die säure- oder basenbildend sind. Es ist nicht das Ziel, nur basische Lebensmittel zu uns zu nehmen. Jedoch hat unser moderner Alltag, der von Stress und Unruhe geprägt ist, zu einem vorwiegend sauren Milieu in unseren Körpern geführt. Uns fehlt zum Beispiel die Bewegung an der frischen Luft, die zu einer guten Durchlüftung der Lunge führt und Säuren in Form von Kohlensäure abatmen kann. Um diese Lebensweise zu kompensieren, ist genügend basische Kost wichtig. Dazu zählen alle Arten von Obst und Gemüse, Kräuter, Pilze und Wasser. Natürlich gibt es säurebildenden Lebensmittel, die wir zu uns nehmen sollen, weil sie unserem Aussehen und unserer Gesundheit guttun. Dazu zählen zum Beispiel die Aminosäuren, über deren Funktion und Wirkung wir später noch detailliert hören werden.

Entscheidend ist, dass wir eine **Säure-Basen-Balance** in uns haben und weil wir tendenziell übersäuert sind, müssen wir bei unserem Ernährungskonzept auch an das Puffersystem aus Basen denken, das es zu pflegen gilt.

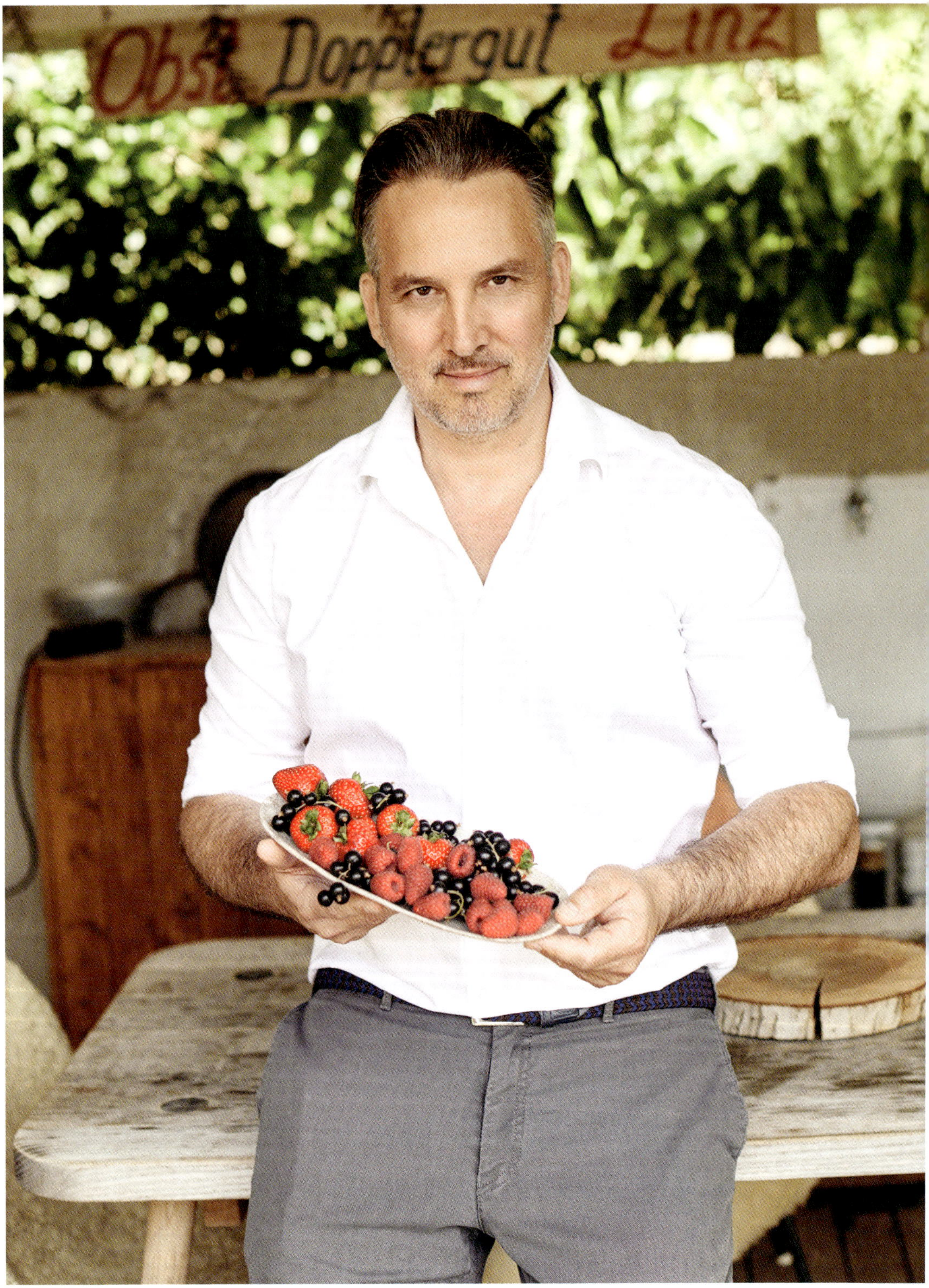
Dopplergut Linz

Nährstoffe für Haut und Haare

Vitamine für Haut und Haare

Wir benötigen Vitamine für viele Stoffwechselvorgänge. Vitamine sind organische Verbindungen, die zum größten Teil mit der Nahrung aufgenommen werden müssen. Das heißt, der Körper kann sie nicht selbst herstellen. Eine Ausnahme bildet hier Vitamin D, das wir bewusst bei den Hormonen besprochen haben. Man unterscheidet **wasserlösliche** und **fettlösliche Vitamine**. Manche werden in ihrer Vorform, als **Provitamin** aufgenommen. Der Körper wandelt sie erst dann in das eigentliche wirksame Vitamin um.

Bestimmte Vitamine sind speziell für unsere Haut, unser Haar und unsere Nägel bedeutsam. Deshalb dürfen sie nicht in unserem Beauty-Ernährungskonzept fehlen. Entscheidend ist auch, wie sie miteinander kombiniert werden, um optimal zu wirken. Ziel ist also, möglichst alle Vitamine, die ich Ihnen hier vorstelle, in die Beauty-Küche einzubauen.

- Provitamin A (Beta-Carotin)

Die Vorstufe von Vitamin A wird auch als Beta-Carotin bezeichnet und ist ein **sekundärer Pflanzenstoff.** Die Vorstufe wandelt der Körper nach Aufnahme in Vitamin A um. Das eigentliche Vitamin A kommt nur in tierischen Lebensmitteln vor. Dieses Vitamin ist fettlöslich. Das bedeutet, dass es zusammen mit *guten* Fetten (dazu später) aufgenommen werden soll. Vitamin A ist für die Teilung der Zellen wichtig, es dient also auch der Hauterneuerung und dem Haarwachstum. Außerdem erhöht dieses Vitamin die Widerstandsfähigkeit der Haut gegen Sonnenlicht.

Zusammen mit Vitamin D bildet Vitamin A sozusagen den Sonnenschutz von innen. Ein Mangel führt zu Verhornungen und Schuppenbildung der Haut. Dies kann auch die Kopfhaut betreffen und damit zu Haarausfall führen.

- Provitamin A ist enthalten in Gemüse und Obst, wie etwa in Süßkartoffeln, Karotten, Spinat, Grünkohl, Honigmelone und Mango.

• Vitamin C

Vitamin C gilt als *Schönheitsvitamin*. Es unterstützt die Kollagenbildung in der Haut und beugt daher Alterserscheinungen vor. Vitamin C gilt als starkes **Antioxidans** und wirkt als solches gegen freie Radikale (aggressive Sauerstoffverbindungen, mehr dazu später). Vitamin C sollte immer in Kombination mit Vitamin E eingenommen werden. Trifft nämlich ein Vitamin E auf ein freies Radikal, wird dieses unschädlich gemacht. Allerdings wird dadurch das Vitamin E selbst zum freien Radikal, das wiederum durch Vitamin C in Vitamin E zurückverwandelt werden kann.

Vitamin C kann Altersflecken vorbeugen, indem es die Melaninproduktion verlangsamt. Da dieses Vitamin den Stoffwechsel der Kopfhaut positiv beeinflusst und die Aufnahme von Eisen an der Haarwurzel fördert, ist es auch für kräftige Haare unabdingbar.

Die meisten Tiere, aber auch Pflanzen können Vitamin C selbst bilden. Was haben der Mensch, der Menschenaffe und das Meerschweinchen gemeinsam? Genau, sie können Vitamin C nicht selbst herstellen. Wir sind also auf die Aufnahme durch die Nahrung angewiesen.

- Vitamin C kommt in Obst und Gemüse vor, beispielsweise in Zitrusfrüchten, Kiwi, Johannisbeeren, Paprika und Brokkoli.

• Vitamin E (Tocopherol)

Wir haben Vitamin E im Zusammenhang mit Vitamin C erwähnt. Es handelt sich um ein starkes **Antioxidans**, das freie Radikale bremst, indem es selbst zu einem wird. Vitamin C kann es wieder zurückverwandeln. Vitamin E unterstützt die Barrierefunktion der Haut. Außerdem verbessert es die Nährstoffversorgung der Haarwurzel, indem es die Bildung neuer Blutgefäße anregt.

- Es ist fettlöslich und kommt hauptsächlich in pflanzlichen Ölen vor. Aber auch in Spinat, Zucchini, Avocado, Grünkohl, Nüssen etc.

• Vitamin H (Biotin)

Dieses Vitamin unterstützt Haar- sowie Nagelwachstum und die Hauterneuerung, indem es die Bildung von Keratin fördert. Dieses Protein ist ein Grundbaustein von Haaren, Nägeln und des Stützgewebes der Haut. Biotin hilft, dass Schwefel – ein wichtiger Nährstoff für Haut und Haare – in die Zellen gelangt und reguliert die Talgproduktion. Fehlt es, werden Haut und Haare schnell fettig.

- Vitamin H findet sich in Eigelb, Hefe, Nüssen, Haferflocken und Sojabohnen.

• Vitamin B1 (Thiamin)

Vitamin B1 trägt zur Verarbeitung des Zuckers bei und hilft den Blutzuckerspiegel zu senken. Dadurch wirkt es einer Glykierung (Verzuckerung) der Kollagenfasern entgegen. Bei diesem Vorgang haften sich Zuckermoleküle an Kollagenfasern an und verhärten diese: Falten entstehen. Neben dieser Funktion im Zuckerstoffwechsel hat Thiamin auch wichtige Funktionen im Nervensystem.

- Dieses Vitamin kommt in Erbsen, Erdnüssen, Pinienkernen, Vollkornmehl etc. vor.

• Vitamin B2 (Riboflavin)

Ein Mangel dieses Vitamins äußert sich durch Hautrockenheit und Risse in der Haut. Auch Risse in den Mundwinkeln oder der Lippen können ein Hinweis auf einen Mangel sein. Vitamin B2 ist für die Erhaltung des Kollagens und das Wachstum von Hautzellen wichtig.

- Es kommt in Brokkoli, Avocado, Lachs, Wildreis, Erbsen, Hirse etc. vor.

• Vitamin B3 (Niacin)

Auch dieses Vitamin führt bei einem Mangel zur Schuppung von Hautstellen oder trockenen und rissigen Lippen.

- Niacin kommt in Fisch (Thunfisch, Lachs etc.), magerem Rindfleisch und Hühnerfleisch vor. Auch in Erdnüssen und Pilzen findet sich viel Vitamin B3.

• Vitamin B6 (Pyridoxin)

Pyridoxin ist für den Aminosäure-Stoffwechsel wichtig und damit für die Elastizität der Haut. Auch eingerissene Mundwinkel können, wie bei Vitamin B2 und B3, auf einen Mangel hinweisen.

- Vitamin B6 kommt in Fisch, Hühnerfleisch, Erdnüssen, Reis, Hülsenfrüchten etc. vor.

- Vitamin B12 (Cobalamin)

Auch Vitamin B12 ist am Aminosäure-Stoffwechsel beteiligt und damit für Zellteilungen essenziell. Damit hat Cobalamin einen wichtigen Einfluss auf die Hauterneuerung und auch auf das Haarwachstum. In meiner Praxis wird bei Haarproblemen auch Vitamin B12 untersucht.

- Cobalamin kommt in tierischen Produkten wie Fleisch, Fisch, Meeresfrüchten, Eiern etc. vor.

Fazit: Provitamin A, Vitamin C, E, H und die B-Vitamine können auf Grund ihrer Wirkung auf Haut und Haare als „Schönheitsvitamine" bezeichnet werden,

Mikronährstoffe – Mineralstoffe und Spurenelemente

Wichtige Mineralstoffe für Haut und Haare

Mineralstoffe sind Mikronährstoffe, die über die Nahrung aufgenommen werden. Wir brauchen sie, um alle Stoffwechselvorgänge zu regulieren. Folgende Mineralstoffe sind wichtig für Haut und Haare:

- Kalzium

Der häufigste Mineralstoff in unserem Körper ist Kalzium. Seine Bedeutung für unsere Knochen ist weithin bekannt. Doch Kalzium ist auch wichtig für unsere Haut und Haare. Denn es unterstützt die Barrierefunktion der obersten Hautschicht und die Hauterneuerung. Neben den Zähnen und Knochen braucht auch unser Haar für seinen Aufbau Kalzium.

- Wichtige Kalziumquellen sind Blattspinat, Grünkohl, Brokkoli, Kartoffeln, Bohnen, Milch- und Milchprodukte.

• Kalium

Kalium ist (neben Natrium und Chlorid) für den Wasserhaushalt des Körpers wichtig. Daher ist es auch für die Gewebespannung und die Durchfeuchtung der Haut zuständig. Ein typisches Symptom von Kaliummangel kann Hauttrockenheit sein.

- Wichtige Kaliumquellen sind Nüsse (Erdnüsse, Haselnüsse, Cashewnüsse, Mandeln), Trockenobst, Tomaten, Bananen.

• Magnesium

Dieses Mineral kann der Körper nicht selbst herstellen. Eine Zufuhr von außen ist nötig und wichtig, denn es beeinflusst sehr viele Stoffwechselvorgänge im Körper. Den meisten ist Magnesium als Mittel gegen Muskelkrämpfe bekannt. Doch es gilt auch als Schönheitsmineral, denn es sorgt für gesunde Haut und Haare. Insbesondere Rötungen der Haut wie bei Rosazea werden gebremst. Magnesium wirkt auch gegen Haarausfall, weil die Kopfhaut besser durchblutet wird.

- Enthalten ist Magnesium in Vollkornprodukten, Hülsenfrüchten (z. B. Linsen), Brokkoli, Cashewnüssen, Kürbiskernen etc.

• Silizium

Silizium, besser bekannt als Kieselsäure, ist ein bedeutendes Mineral für Haut, Haar und Nägel. Auch dieses Mineral muss zugeführt werden. Es fördert die Bildung von Kollagen und Elastin und damit die Elastizität der Haut. Außerdem hilft Kieselerde bei brüchigen Nägeln und verbessert die Haarstruktur.

- Kieselerde kommt in Kartoffeln, Spinat, Paprika, Kürbis, Gurkenschalen etc. vor.

• Schwefel

Dieser Mineralstoff ist Bestandteil von Aminosäuren (Methionin, Cystein). Wir müssen Schwefel mit der Nahrung zuführen. Schwefel wirkt in der Haut ausgleichend, indem es die übermäßige Talgproduktion hemmt. Insbesondere für unsere Haare und Nägel ist der Mineralstoff Schwefel essenziell. Denn ohne ihn kann das Protein Keratin nicht gebildet werden, aus dem sich Nägel und Haare bilden.

- Schwefel ist enthalten in Fleisch, Eiern, Milchprodukten, Knoblauch, Zwiebeln.

Wichtige Spurenelemente für Haut und Haare

Spurenelemente sind anorganische Nahrungsbestandteile (Mikronährstoffe), die in unserem Körper in Spuren, also in geringen Mengen, vorkommen. Wir brauchen sie für viele Stoffwechselfunktionen. Folgende Spurenelemente sind besonders wichtig für Haut und Haare:

• Selen

Selen ist ein wichtiger Nährstoff für die Haarfollikel. Wir brauchen Selen für ein gesundes Haarwachstum und bei Haarausfall sollte man auch immer an einen Selenmangel denken. Selen ist ein wichtiges **Antioxidans** und schützt die Haut vor freien Radikalen.

- Selen kommt in Brokkoli, Zwiebeln, Knoblauch, Linsen, Eiern, Fisch, Fleisch etc. vor.

• Zink

Auch Zink ist, so wie Schwefel, an der Bildung von Keratin beteiligt. Dies ist der Grundbaustoff von Haaren und Nägeln. Keratin ist zudem für die Barriereschicht der Haut wichtig. Zink fördert gemeinsam mit Vitamin A die Wundheilung, was sich bei Hautunreinheiten positiv auswirkt.

- Zink findet sich vor allem in tierischen Lebensmitteln wie Fleisch, Fisch, Milch, Käse, Eiern.
- Auch in pflanzlichen Lebensmitteln wie in Hülsenfrüchten, Getreide und Nüssen ist Zink enthalten, allerdings ist es schwerer verwertbar.

• Eisen

Eisen ist das zentrale Spurenelement des roten Blutfarbstoffes (Hämoglobin) und für den Sauerstofftransport im Blut wichtig. Eisenmangel kann zu Haarausfall führen, weshalb bei einer Blutanalyse auch das Ferritin untersucht wird. Dabei handelt es sich um das Eiweiß, das Eisen im Körper speichert. Eisen stimuliert wie die anderen Nährstoffe die Haarfollikel und ist deshalb für das Haarwachstum wichtig. Die Haut wirkt bei Eisenmangel fahl und grau, weil nicht ausreichend Sauerstoff zu den Zellen kommt.

Die Aufnahme von Eisen verbessert sich durch die gleichzeitige Aufnahme von Vitamin C.

- Eisen aus Fleisch und Fisch wird wesentlich besser aufgenommen als aus pflanzlichen Nahrungsmitteln wie Linsen, Grünkohl, Spargel, Pilzen etc.

Kupfer

Kupfer ist wichtig für den Aufbau des Bindegewebes. Denn es fördert in der Haut die Vernetzung der Kollagen- und Elastinschicht. Kupfer hilft, *Orangenhaut* zu verhindern, da es das Gewebe stärkt. An der Haarwurzel wirkt Kupfer als wichtiger Nährstoff und trägt wesentlich zur Haarpigmentierung bei.

- Kupfer ist enthalten in Nüssen, Fisch, Kartoffeln, Champignons, Schokolade etc.

Fazit: Ein ausgewogener Anteil von Mineralstoffen und Spurenelementen ist essenziell für gesunde und schöne Haut und Haare sowie für feste Nägel.

Sekundäre Pflanzenstoffe

Nun kommen wir zu Substanzen, die aus unserem Ernährungskonzept nicht wegzudenken sind. Es gibt sie in Hülle und Fülle, denn mittlerweile sind in etwa 100 000 verschiedene sekundäre Pflanzenstoffe identifiziert worden. Natürlich werden wir uns nur mit den für unsere Haut und Haare allerwichtigsten beschäftigen. Wie der Name schon sagt, handelt es sich um Stoffe, die in pflanzlicher Nahrung enthalten sind.

Warum aber bezeichnet man sie als „sekundär"?

Primäre Stoffe sind solche, ohne die die Pflanzen nicht überleben können: Proteine, Fette, Kohlenhydrate. Sekundäre Pflanzenstoffe dienen in erster Linie der Abwehr gegen Feinde oder sind Lockmittel für Bestäuber. Deshalb verleihen sie Obst oder Gemüse leuchtende und grelle Farben – denn diese können dadurch abschreckend oder anziehend wirken. Wir nehmen diese Stoffe auf, wenn wir Obst und Gemüse verzehren.

Ihre Namen sind meist kaum aussprechbar und man kann sie sich nur schwer merken. Deshalb habe ich Ihnen hier eine kurze Übersicht zusammengestellt:

Carotinoide	Lycopin (Tomate), Alpha- und Beta-Carotin (Karotte)
Glukosinolate	Sulforaphan (Brokkoli, Kresse, Senf)
Polyphenole	Phenolsäuren (Kaffee, Tee, Vollkorn), Flavonole (Zwiebel, Äpfel, Beeren), Flavonale (Tee, Kakao), Flavanone (Zitrusfrüchte), Flavone (Kräuter), Anthozyane (violettes und rotes Obst und Gemüse)
Stilbene	Resveratrol (Weintrauben, Beeren)
Phytoöstrogene	Isoflavone (Soja, Getreide)

Wie Sie sehen können, gibt es Übergruppen: Carotinoide, Polyphenole, Glukosinolate, Stilbene, Phytoöstrogene. Diese Übergruppen beinhalten die sekundären Pflanzenstoffe, die den Lebensmitteln zugeordnet sind. Bitte beachten Sie, dass dies nur eine – wenn auch die wichtigste – Auswahl ist.

Sekundäre Pflanzenstoffe sind starke Antioxidantien. Sie wirken gegen freie Radikale.

Außerdem haben sie antientzündliche Wirkung. Sie stärken unser Immunsystem und das Herz-Kreislaufsystem und dürften eine Rolle in der Krebsabwehr spielen. Das Interessante dabei ist: Nicht die Wirkung der Pflanzenstoffe selbst ist entscheidend, sondern die Reaktion, die sie im Körper auslösen. Denn anders als Vitamine, sind sekundäre Pflanzenstoffe per se nicht antioxidativ. Im Gegenteil: Sie lösen die Bildung freier Radikale aus. Tatsächlich handelt es sich um Giftstoffe, die den Pflanzen zur Abwehr dienen. Diese Giftstoffe lösen in unserem Organismus eine Abwehrreaktion hervor. Und genau diese Abwehrreaktion führt zu all den positiven Effekten.

Diese Erkenntnis hat der Wissenschaft ein näheres Verständnis der freien Radikale eingebracht. Diese haben, in gewissen Mengen, durchaus positive Eigenschaften. Denn unser Körper fährt das Abwehrsystem hoch und wirft Reparaturprozesse an, die das Immunsystem stärken, die Organe beleben und letztlich unser Leben verlängern. Erst wenn eine kritische Grenze an freien Radikalen erreicht ist, sind diese für uns schädlich. So zum Beispiel bei massivem chronischem Stress oder übermäßiger exzessiver Sonnenbestrahlung.

Die sekundären Pflanzenstoffe rufen also durch ihre moderate Giftwirkung eine Stressantwort des Organismus hervor. Genauer gesagt werden sogenannte *Sirtuine* aktiviert. Sirtuine sind Enzyme, die den Insulinstoffwechsel verbessern und Muskelgewebe erhalten. Beides ist für das Abnehmen enorm wichtig.

Sirtuine können Schäden an der DNA reparieren, das beugt Alterungsprozessen vor und wirkt gegen Krebs. Last but not least stoppen sie chronische Entzündungsprozesse und sind damit antientzündlich.

> *Welche dieser Pflanzenstoffe haben nun, zusätzlich zu diesen Wirkungen, eine besondere Bedeutung für schöne Haut und Haare?*

Es sind jene Pflanzenstoffe, die eine besonders entzündungshemmende Wirkung aufweisen. Denn diese Wirkung beugt Alterungsprozessen von Haut und Haaren vor.

Hier möchte ich kurz auf ein paar wenige näher eingehen:

- Sulforaphan

Sulforaphan stammt aus der Gruppe der Glukosinolate. Es aktiviert körpereigene Entgiftungsenzyme in der Leber. Dadurch werden freie Radikale neutralisiert. Unter anderem solche, die krebserregend sind. Deshalb werden Sulforaphan Anti-Krebs-Eigenschaften zugeschrieben. Sulforaphan fördert die Regeneration der Haut und stimuliert das Haarwachstum.

- Es kommt vor allem in Brokkoli, Kresse und Senf vor.

- Quercetin

Quercetin gehört zur Gruppe der Flavonole und diese zur Übergruppe der Polyphenole. Es wirkt stark antientzündlich.

- Quercetin findet sich vor allem in Kapern, in den Schalen von Äpfeln und in Zwiebeln.

Resveratrol

Auch Resveratrol aktiviert das Schutzsystem des Körpers und damit wichtige Enzyme, die den Reparaturmechanismus ankurbeln. Auch hier gilt: Es ist die Antwort des Körpers auf den Pflanzenstoff, der eine gesundheitsfördernde Wirkung erzeugt, nicht direkt der Pflanzenstoff selbst. Resveratrol regt die Kollagensynthese der Haut an.

- Resveratrol befindet sich in den Schalen der Weintrauben und sollen sie gegen Pilze schützen. Denn diese lieben das süße Innere der Trauben.

Anthozyane

Anthozyane sind sekundäre Pflanzenstoffe, die vor allem in dunklen Beeren reichlich vorkommen. Generell gilt: Je dunkler die Beeren, desto mehr Anthozyane sind vorhanden.

- Allen voran in Blaubeeren und Brombeeren.

Makronährstoffe: Kohlenhydrate, Eiweiß, Fett

Kohlenhydrate

Kohlenhydrate sind Mehrfach-Zucker. Wir brauchen sie für die Energiegewinnung. Insbesondere unser Gehirn braucht Zucker, um zu funktionieren. Dabei gilt: Je kurzkettiger die Kohlenhydrate, desto schneller steigt der Blutzucker an und desto mehr Insulin wird ausgeschüttet, um den Blutzuckerspiegel wieder zu senken. Das bedeutet, dass wir schneller wieder Hunger bekommen.

Kohlenhydrate sind ein Sammelbegriff für Zucker, Stärke und Ballaststoffe.

Wir unterscheiden zunächst Einfach-Zucker und Zweifach-Zucker von Mehrfach-Zucker. **Einfach-Zucker** sind unterteilt in Glukose, Fruktose, Galaktose. Zu den **Zweifach-Zuckern** zählen Saccharose, Lactose und Maltose. **Mehrfach-Zucker** werden auch als komplexe Kohlenhydrate bezeichnet. Diese bestehen aus vielen verknüpften Zuckermolekülen. Sie können unterteilt werden in Stärke, pflanzliche Kohlenhydrate und Glykogen.

Im Verdauungstrakt werden nun diese komplexen Kohlenhydrate zerteilt und über die Darmschleimhaut als Zucker (Glukose) aufgenommen. Der wesentliche Vorteil von Mehrfach-Zuckern gegenüber Einfach-Zuckern besteht darin, dass Mehrfach-Zucker den Blutzuckerspiegel langsamer ansteigen lassen. Das führt zu einem längeren Sättigungsgefühl, denn wenn der Blutzucker (zum Beispiel durch Süßigkeiten) schnell ansteigt, wird viel Insulin ausgeschüttet, damit dieser wieder eingebremst wird. Das führt zu erneutem Hungergefühl. Gleichzeitig muss der Körper den Einfach-Zucker nicht weiter aufspalten und der Teil, der nicht für die Energiegewinnung benötigt wird, speichert sich sofort in Form von Fett ein. Bei Mehrfach-Zuckern besteht der Vorteil, dass sie länger satt machen und auch Ballaststoffe für die Darmbakterien dabei sind.

Glukose wird für die Energiegewinnung im Gehirn und in den Körperzellen verwendet. Fruktose wird nur zu einem geringen Teil dafür verwendet, der Rest in der Leber verstoffwechselt und ausgeschieden. Galaktose wird in Glukose umgewandelt.

In welchen Lebensmitteln stecken nun die Einfach- und Mehrfachzucker?

Einfach-Zucker	Glukose (Traubenzucker): Brot, Reis, Nudeln, Kartoffeln etc. Fruktose (Fruchtzucker): Obst, Gemüse, Honig etc.
Zweifach-Zucker	Saccharose (Verbindung zwischen Glukose und Fruktose): Haushaltszucker, Rohr- und Rübenzucker) Lactose (Verbindung zwischen Glukose und Galaktose): Milchzucker Maltose (Verbindung aus zwei Glukose-Molekülen): Malzzucker: Bier
Mehrfach-Zucker	Stärke aus Feldfrüchten wie Mais, Weizen, Kartoffeln Pflanzliche Kohlenhydrate: Gemüse, Getreide, Pseudogetreide, Kartoffel, Nüsse, Samen, Hülsenfrüchte Glykogen: Tierische Lebensmittel

• Kohlenhydrate – Ja oder nein?

Welche Kohlenhydrate sollen wir also generell zu uns nehmen? Und welche haben besondere Bedeutung für unser Beauty-Ernährungskonzept?

Gleich vorweg: Ich halte nichts von einer streng ketogenen Ernährung – das ist eine Diät, die Kohlenhydrate verbannt, weil sie angeblich dick machen. Unser Körper braucht Kohlenhydrate für die Energiegewinnung. Nicht umsonst essen die meisten Sportler vor dem Wettkampf Kohlenhydrate. Auch unser Gehirn ist auf die Versorgung von Kohlenhydraten angewiesen! Darauf beruht auch die Idee mit dem altbekannten *Studentenfutter*: eine Mischung aus verschiedenen Nüssen und getrockneten Weintrauben sollen dem Gehirn Flügel verleihen.

Aber auch das stimmt: Zu viele Kohlenhydrate machen dick. Denn wenn die Glukose nicht mehr für die Energiegewinnung verwendet wird, wird sie direkt in Fett umgewandelt. Beim Verdauungsprozess kommt letztlich immer Glukose heraus und trotzdem ist es ein großer Unterschied, wie wir Kohlenhydrate zu uns nehmen. Zum einen auf Grund des bereits erwähnten längeren Sättigungsgefühls bei komplexen Kohlenhydraten. Zum anderen enthalten komplexe Kohlenhydrate viele andere wertvolle Bestandteile wie Mineralstoffe, Vitamine, Ballaststoffe und Eiweiß.

Da Stärke ihre hauptsächliche Bedeutung beim Kochprozess hat (Bindung von Saucen, Klebrigkeit beim Backen) und wohl kaum jemand Leber (Glykogen) essen möchte, sind für unser Beauty-Ernährungskonzept die pflanzlichen Kohlenhydrate am wichtigsten. Wir werden jene bevorzugen, die möglichst komplex (im Sinne der Kohlenhydrate) und möglichst vollwertig (im Sinne der anderen Bestandteile) sind. Außerdem werden wir auf jene setzen, die den Blutzucker möglichst langsam ansteigen lassen. Dafür wurde sogar eine eigene Einheit geschaffen: der glykämische Index. Je niedriger der glykämische Index, desto langsamer und weniger steigt der Blutzucker an.

Sie kennen bestimmt die Regel, wonach man am Abend keine Kohlenhydrate essen soll. Auch das stimmt nicht ganz. Aber ich stimme zu, dass abends deutlich weniger Kohlenhydrate zu sich genommen werden sollen als zum Frühstück oder Mittagessen. Das ist logisch, wenn man sich vor Augen führt, wofür Kohlenhydrate da sind: zur Energiegewinnung. Es hat also wenig Sinn, seinen Körper mit Energie vollzustopfen und sich dann schlafen zu legen. Trotzdem brauchen wir auch für einen guten Schlaf eine maßvolle Menge an Kohlenhydraten. Sollten Sie nachts wach werden und nicht mehr schlafen können, weil Sie unruhig sind, sollten Sie auch daran denken, dass Ihr Blutzucker zu niedrig ist. Vielleicht, weil Sie abends vollständig auf Kohlenhydrate verzichtet haben.

Kohlenhydrate und unser Aussehen

Was haben Kohlenhydrate nun mit unserem Aussehen zu tun? Haben Sie Einfluss auf unsere Haut und Haare? Zum einen ist ein chronisch erhöhter Insulinspiegel, der durch zu viel Süßigkeiten entsteht, ein Auslöser für stille Entzündungen. Sie schaden auch unserem Gewebe, unserer Haut und unseren Haaren, indem sie diese schneller altern lassen. Die Zuckermoleküle führen auch zu Schäden an den kollagenen Fasern selbst, indem sie diese *verkleben*. Wie wir wissen, sind gesunde kollagene Fasern entscheidend für eine jugendliche Haut. Je schneller verdaulich Kohlenhydrate sind, desto schneller steigt der Blutzucker an. Auch wenn das Insulin zunächst in der Lage ist, den Blutzucker zu senken, kann sich mit der Zeit eine sogenannte Insulinresistenz bilden und das Insulin kann nicht mehr seine volle Wirkung entfalten. Die Konsequenz daraus ist die Zuckerkrankheit (Diabetes).

Zwischenmahlzeiten mit süßen Snacks wirken sich ebenfalls negativ aus. Denn sie halten den Blutzucker ständig hoch. Das Gewebe altert dadurch schneller.

Eiweiß

Eiweiß, auch Proteine genannt, gehört neben Kohlenhydraten und Fett zu den wichtigsten Nährstoffen des Körpers. Wir benötigen Proteine für alle Stoffwechselvorgänge. Sie bilden Hormone, sind wesentlicher Teil des Immunsystems und an der Blutbildung beteiligt. Sie bauen Muskeln auf und haben noch viele andere Funktionen. Ohne Eiweiß gäbe es kein Leben und keine Entwicklung. Auch die wichtigsten Bestandteile unserer Haut (Kollagen) und unserer Haare (Keratin) sind Proteine. Diese bestehen wiederum aus zusammengesetzten Aminosäuren. Bei der Verdauung von Eiweiß wird dieses in einzelne Aminosäuren zerlegt und diese über die Darmschleimhaut aufgenommen. Die Aminosäuren werden dann über die Blutbahn dorthin transportiert, wo sie benötigt werden und an ihrem Zielort wieder zu Eiweiß zusammengesetzt.

Wichtig ist, dass Aminosäuren in einem vollständigen Muster vorhanden sind, nur dann können alle Stoffwechselprozesse optimal laufen. Tatsächlich kann hier die Ursache für Haarausfall oder Hautproblemen liegen. Die individuelle Aminosäurezusammensetzung und deren Spiegel kann man durch eine einfache Blutabnahme bestimmen. Wird ein unausgeglichener Aminosäurespiegel wieder ausbalanciert – sei es durch gezielte Ernährung oder ein Aminosäurepräparat – können Beschwerden wie Haarausfall wieder verschwinden.

Es gibt insgesamt acht verschiedene Aminosäuren, die wir mit der Nahrung zu uns nehmen müssen, weil sie der Körper nicht selbst bilden kann. Deshalb werden sie als *essenzielle* Aminosäuren bezeichnet. Es gibt Lebensmittel, die alle acht essenziellen Aminosäuren enthalten und andere, die ein paar davon enthalten. Bei zweiteren ist es sinnvoll, Lebensmittel so zu kombinieren, dass wiederum alle acht Aminosäuren – also ein vollständiges Aminosäuremuster – aufgenommen werden.

Ein Beispiel ist die Kombination von Linsen mit Reis. Interessant ist, dass seit Jahrtausenden Linsen mit Reis kombiniert wurden, ohne dass die Menschen von der Aminosäurezusammensetzung wussten. Offenbar spürten ihre Vorfahren, dass diese Kombination guttut – ein Beispiel für das sogenannte *Körperflüstern*, auf das ich später noch näher eingehen werde.

Wenn wir Fleisch essen, so haben wir automatisch alle acht Aminosäuren abgedeckt. In dieser Hinsicht ist Fleisch – am besten vom Bauern direkt – durchaus gesund. Zu viel Fleischkonsum fördert allerdings das Arterioskleroserisiko und das Entstehen von Darmkrebs. Der Fleischkonsum sollte deshalb generell reduziert werden. Ein vollständiges Aminosäuremuster aus der Nahrung ist auch mit weniger Fleisch möglich.

Es gibt pflanzliche Lebensmittel, die ebenfalls alle acht essenziellen Aminosäuren enthalten: Amaranth, Buchweizen, Quinoa. Andere können kombiniert werden, so wie das bereits erwähnte Gericht Linsen mit Reis. Übrigens können die Aminosäuren ihre Wirkung im Stoffwechselprozess am besten entfalten, wenn sie gemeinsam mit Vitamin C und B-Vitaminen aufgenommen werden. In unserem Beauty-Ernährungskonzept werden wir auf eine ausreichende, möglichst vollständige Versorgung mit Aminosäuren achten. Sie werden erfahren, in welchen Lebensmitteln sie enthalten sind und wie sie diese am besten kombinieren, um alle essenziellen aufzunehmen.

Der Wirkprozess einzelner Aminosäuren ist immer abhängig von den anderen. Zwei davon beeinflussen unser Aussehen dennoch ganz besonders: Lysin und Threonin.

Lysin ist verantwortlich für den Aufbau von Kollagen und Elastin, daher ist ihr Zielort unser Bindegewebe.

- Lysin kommt in Fleisch, Fisch, Meeresfrüchten, Ei, Avocado, Bierhefe, Parmesan, Quinoa, Buchweizen und Amaranth vor.

Auch aus **Threonin** gehen Kollagen und Elastin hervor, indem aus Threonin die Aminosäuren Glycin und Serin werden, die die beiden wichtigsten Proteine des Bindegewebes und der Haut bilden.

- Lebensmittel mit hohem Threoningehalt sind Fisch, Fleisch, Meeresfrüchte, Bohnen und Nüsse.

Eiweißmangel kann durch falsche Diätformen oder Krankheiten entstehen. Dabei zeigt sich ein Muskelschwund, der zu verminderter Spannkraft des Bindegewebes führt. Eiweißmangel führt zu Trockenheit der Haut und damit zu verstärkter Faltenbildung. Außerdem können Pigmentstörungen der Haut auftreten. Das Haar wird brüchig und fällt aus.

Die acht essenziellen Aminosäuren heißen: Isoleucin, Leucin, Lysin, Methionin, Phenylalanin, Threonin, Tryptophan, Valin.

Insgesamt gibt es zwanzig Aminosäuren, die Proteine bilden können. Acht müssen mit der Nahrung zugeführt werden, damit der Körper die restlichen zwölf bilden kann. Aus diesen zwanzig proteinbildenden Aminosäuren werden in unserem Körper Hunderte Millionen Zellen gebildet: Skelettmuskelprotein, Blutkörperchen, Hautzellen, Haarzellen und viele mehr.

Das Entscheidende und Fast-Unglaubliche dabei: Fehlt nur eine Aminosäure in diesem Wunderwerk an Baukästen, kann die Neubildung und Regeneration von vielen Zellen nicht funktionieren.

- Folgende Lebensmittel enthalten zum Beispiel ein vollständiges Aminosäuremuster: Fleisch, Quinoa, Amaranth, Buchweizen.
- Wenn man Lebensmittel kombiniert, so kann man auch auf ein vollständiges Aminosäuremuster gelangen. Ein Beispiel dafür ist die Kombination aus Reis und Linsen.

Fett

Fett hat einen schlechten Ruf. Zu Unrecht. Denn ohne Fett wären wir nicht überlebensfähig. Nicht umsonst zählt Fett zusammen mit Eiweiß und Kohlenhydraten und Wasser zu den Makronährstoffen. Also jenen Nährstoffen, die wir unbedingt brauchen.

Woher kommt also der schlechte Ruf? Wenn wir an Fett denken, so fallen uns meist dicke Bäuche, Hüftspeck und Reiterhosen ein. Also das Speicherfett, das sich auf Grund der Wohlstandsgesellschaft im Übermaß angelagert hat. Dabei war das Speicherfett in Notzeiten immer ein Überlebensvorteil. Heute, wo wir zu jeder Zeit und rund um die Uhr auf Essen zurückgreifen können, hat die Speicherfunktion im wahrsten Sinne des Wortes ihre Funktion verloren.

Fett ist allerdings nicht nur da, um gespeichert zu werden, es dient in erster Linie der Energiegewinnung. Fett wird also zu Energie verbrannt. Auch hier gilt wie so oft: Ein Zuviel an Fett wird nicht verbrannt, sondern angelagert und wir werden dick. Neben der Energiegewinnung ist Fett aber auch für den Aufbau von Zellwänden und für die Regulierung von Entzündungsprozessen notwendig. Und hier ist der Punkt, wo wir zwischen den Fetten unterscheiden müssen. Denn es gibt tatsächlich *gute* und *schlechte* Fette, auch wenn es in Realität nie so *schwarz* oder *weiß* ist.

Bevor wir das tun, sollten wir uns anschauen, wie Fett überhaupt aufgebaut ist und wie wir Fett einteilen können.

Fett besteht aus Fettsäuren. Eine Fettsäure ist eine Kette aus Kohlenstoffatomen. Dabei gibt es kurzkettige, mittelkettige und langkettige Fettsäuren. Die **kurzkettigen** kommen in der Nahrung kaum vor. Die **mittelkettigen** sind gut verdaulich und damit besser für uns als die **langkettigen**.

Jedes Kohlenstoffatom hat zwei freie Bindungen. Diese Bindungen sind entweder komplett mit Wasserstoffatomen besetzt – hier spricht man von **gesättigten Fettsäuren**. Oder aber die Kette aus Kohlenstoffatomen hat Doppelbindungen in sich und damit eine freie Bindung an das Wasserstoffatom verloren: Hier spricht man von **ungesättigten Fettsäuren**. Haben sie eine Doppelbindung, spricht man von **einfach ungesättigten Fettsäuren**. Sind mehrere vorhanden, von **mehrfach ungesättigten Fettsäuren**.

> *Das Interessante dabei: Gesättigte Fettsäuren und einfach ungesättigte Fettsäuren werden zu Energie verbrannt. Die gesättigten haben einen schlechten Ruf, weil sie das Cholesterin erhöhen. Einfach ungesättigte machen das nicht.*

Mehrfach ungesättigte Fettsäuren haben jedoch eine andere Aufgabe, als Energie zu verbrennen oder als Energiereserve eingespeichert zu werden. Sie sind für den Aufbau von Zellwänden wichtig und für die Bildung von *Eicosanoiden*, also Botenstoffen, die für die Regulation von Entzündungen verantwortlich sind. Entscheidend ist, dass es sich bei den mehrfach ungesättigten Fettsäuren um essenzielle Fettsäuren handelt. Den Begriff *essenziell* haben wir schon bei den Aminosäuren kennengelernt.

> *Essenziell bedeutet, dass sie der Körper nicht selbst bilden kann und sie durch die Nahrung zugeführt werden müssen.*

Bei den mehrfach ungesättigten Fettsäuren werden zwei unterschieden: die Omega-3-Fettsäuren und die Omega-6-Fettsäuren. Die beiden Namen gehen auch auf die Biochemie zurück: Omega ist der letzte Buchstabe im griechischen Alphabet. Man zählt bei der Kohlenstoffkette vom letzten Atom zurück, bis man die erste Doppelbindung erreicht. Ist diese an dritter Stelle, spricht man von Omega-3-Fettsäuren, an sechster Stelle von Omega-6-Fettsäuren.

Viel wichtiger als die Begriffsherkunft ist aber die Funktion dieser Fettsäuren, denn diese wird unser Ernährungskonzept wesentlich beeinflussen. Omega-6-Fettsäuren bilden Omega-6-Eicosanoide

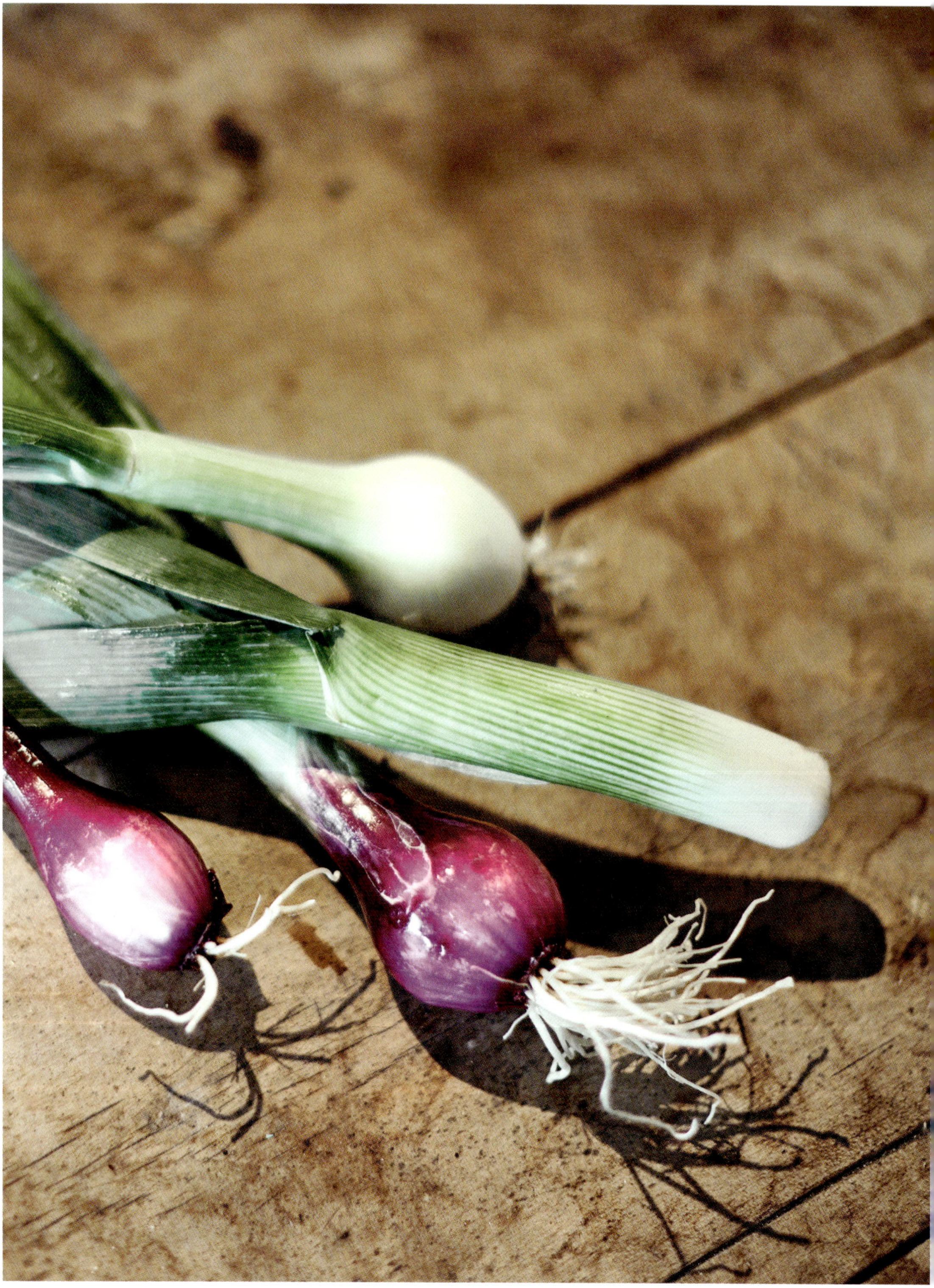

und Omega-3-Fettsäuren bilden Omega-3-Eicosanoide. Erstere sind entzündungsfördernd und zweitere sind entzündungshemmend. Das heißt, Omega-6-Fettsäuren heizen Entzündungsprozesse an, während Omega-3-Fettsäuren Entzündungsprozesse hemmen. Wie wir schon im Kapitel **Stille Entzündungen** gehört haben, sind akute Entzündungen nichts Schlechtes. Im Gegenteil: Sie dienen der schnellen Abwehr von Erregern. Deshalb sind Omega-6-Fettsäuren nicht generell ungesund. Aber ein Zuviel davon führt zu chronischen Entzündungen. Omega-3-Fettsäuren können hier gegenwirken und chronische Entzündungen eindämmen. Deshalb sollten wir darauf achten, fünf Mal so viele Omega-3-Fettsäuren als Omega-6-Fettsäuren zu uns zu nehmen.

- Omega-3-Fettsäuren finden sich vor allem in Leinsamen und Leinsamenöl, Nüssen, und hier allen voran in der Walnuss, und in Kaltwasserfischen wie Lachs, Makrele oder Hering.
- Omega-6-Fettsäuren finden sich vor allem in raffinierten Pflanzenölen (Sonnenblumenöl, Maiskeimöl, Sojaöl) und Fertiggerichten bzw. Fertigbackwaren.

Omega-3-Fettsäuren erhöhen die Elastizität der Haut, verbessern trockene Kopfhaut und kräftigen die Haare. Durch ihre entzündungshemmende Wirkung haben sie generell positiven Einfluss auf unser Äußeres.

Wasser

Unser Körper besteht in etwa zu 65 Prozent aus Wasser. Dabei verlieren wir ständig Wasser. Entweder durch Urinieren oder durch Schwitzen. Sensoren in unserem Gehirn reagieren sensibel auf Wasser- und Salzverlust und steuern gegen – sie lösen das Durstgefühl aus. Die Farbe unseres Urins gibt uns Aufschluss darüber, ob wir gut mit Wasser versorgt sind. Wir sollten immer darauf achten, dass unser Urin hell ist. Das ist eine einfache und effektive Selbstkontrolle, ob wir ausreichend Wasser getrunken haben.

Warum ist Wasser überhaupt notwendig?

Neben seinen lebenswichtigen Funktionen wie dem Austausch von Stoffen, bestehen Blut, Gehirn, Lunge und Leber zum Großteil aus Wasser. Weil der menschliche Körper jedoch, anders als das Kamel, keine Wasservorräte speichern kann, sind wir auf ständigen Nachschub angewiesen. Wasser hilft, die Nahrung in ihre Bestandteile zu zerlegen. Vitamine und Mineralstoffe werden in Wasser gelöst. Wir brauchen Wasser für unsere Energie, aber auch als Gleitmittel in den Gelenken. Die Wirkungen sind also sehr vielfältig. Auch für unseren Stoffwechsel ist Wasser enorm wichtig und daher wird auch die Fettverbrennung durch Wassertrinken angekurbelt.

Besonders effektiv wirkt ein Glas Wasser gleich nach dem Aufstehen auf nüchternen Magen. Starten wir also unseren Tag damit. Über diesen verteilt sollten wir auf circa 2 Liter Wasser kommen. Wasser verbessert die Hautdurchblutung und sorgt damit für eine schöne rosige Farbe. Außerdem wird das Bindegewebe durchfeuchtet und wirkt prall und elastisch.

Auch für den Säure-Basen-Haushalt ist Wasser trinken enorm wichtig: Wasser wirkt entsäuernd, weil es giftige Abfallstoffe und Säuren zu Leber und Niere transportiert, damit diese ausgeschieden werden können. Damit entschlackt und entgiftet Wasser.

> *Ein äußerlicher Gewinn: Kleine Knitterfältchen verschwinden, da Wasser die Haut von innen her aufpolstert.*

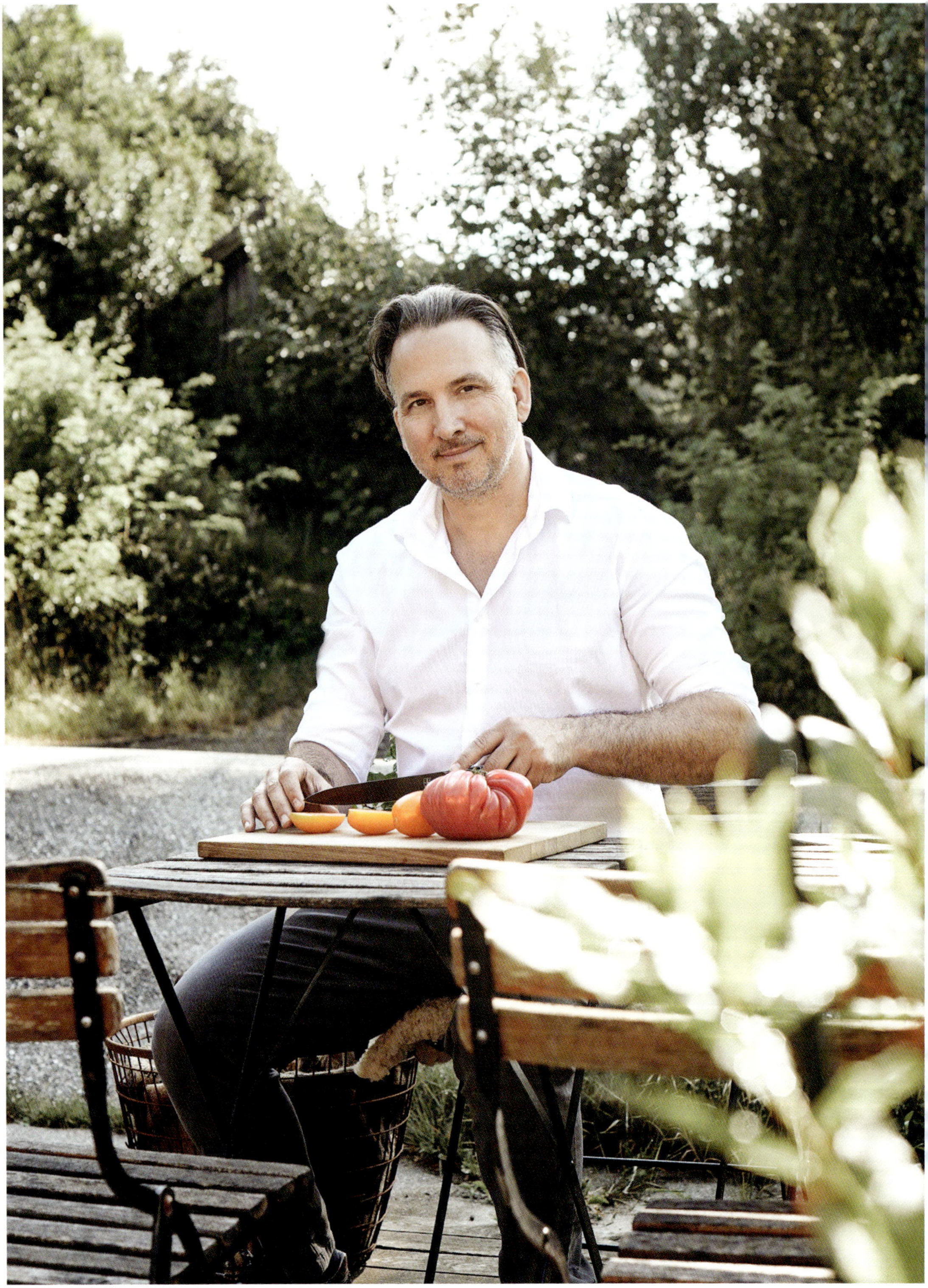

Mein Beauty-Ernährungs-konzept

Gesund und schön

Nun werden wir konkret. Bisher haben Sie wichtige Zusammenhänge kennengelernt, die auf unsere Haut und Haare Einfluss nehmen. Ich habe Ihnen die wichtigsten Nahrungsbestandteile aus den Bereichen der Makro- und Mikronährstoffe nähergebracht. Nun bündeln wir das Ganze in unserem Beauty-Ernährungskonzept.

Aber vorerst möchte ich Ihnen sagen, warum mir dieses Konzept so wichtig ist: Als Arzt begegnen mir täglich viele Menschen. Sie alle sind verschieden und haben die unterschiedlichsten Berufe. Sie kommen aus der Nähe oder reisen einige Stunden an. Sie kommen mit einem Problem und dem Wunsch, attraktiver zu werden oder ihre Attraktivität lange beizubehalten. Nun, Grundpfeiler für gutes Aussehen sind ein schönes Hautbild – ohne Unreinheiten und Knitterfältchen – und feste glänzende Haare. Nun gibt es viele Schönheitsbehandlungen, die Haut und Haare verbessern und zur Regeneration anregen. Aber nichts ist so nachhaltig für unsere Attraktivität wie die richtige Ernährung.

Das wirklich Schöne daran ist: Wir tun damit nicht nur unserem Äußeren etwas Gutes, sondern auch unserem Darm, unserem Herz, den Blutgefäßen und nicht zuletzt unserem Gehirn. Aber darauf möchte ich nicht näher eingehen, denn es genügt, wenn Sie wissen, dass Beauty-Ernährung gesunde Ernährung ist. Und es macht viel mehr Spaß, sich gesund zu ernähren, wenn man den Effekt sieht. Die Motivation ist ungleich größer. Diese Motivation nutzen wir für etwas sehr Positives und halten fest: Sich schön zu essen hat nichts mit Oberflächlichkeit zu tun. Oberflächlich sind in Wahrheit jene Menschen, die den Wunsch nach Attraktivität als oberflächlich bezeichnen. Denn dieser Wunsch ist so alt wie die Menschheit selbst. Wir verbessern mit der richtigen Ernährung aber nicht nur unser Hautbild, die Hautstruktur oder die Festigkeit der Haare, wir nehmen auch direkten Einfluss auf die Beschaffenheit unseres Gewebes: Orangenhaut wird reduziert und das Gewebe fühlt sich prall und elastisch an. Nicht zuletzt aber verbessern wir unsere Figur: Wir werden schlanker und muskulöser.

Ein Wort zum Begriff „schlank sein“

Wenn man über das *schlank sein* spricht, so hat man das Gefühl, dass dieses Wort nicht mehr zeitgemäß ist. Denn schlank oder dünn sein zu wollen, klingt wie ein Relikt der letzten Jahrzehnte. Wie ein verstaubtes Schönheitsideal. Denn dünn zu sein, bedeutet nicht unbedingt *fit* zu sein. Einen durchtrainierten und gesunden Körper zu haben, wiegt heute deutlich mehr, als einfach nur *schlank* oder *dünn* zu sein, weil diese Begriffe nichts über die Zusammensetzung des Körpers aussagen.

Dazu habe ich als junger Assistenzarzt im Krankenhaus eine interessante Erfahrung gemacht. Ich hatte mich während meiner Ausbildung zum Plastischen Chirurgen sehr viel mit Straffungsoperationen nach starker Gewichtsabnahme beschäftigt und viele Operationen durchgeführt.

Dazu führte ich auch Studien durch. Unter anderem untersuchte ich die Zusammensetzung von Fett, Muskulatur und Wasser und ihr Verhältnis zum Body-Mass-Index. Verblüffend für mich war, wie oft das äußere Erscheinungsbild nicht mit der Zusammensetzung von Fett und Muskulatur zusammenpasste.

So hatten gerade optisch sehr schlanke Frauen oder Männer wenig Muskelmasse und im Verhältnis dazu eher mehr Fettgewebe als andere, die optisch zwar nicht so schlank waren. Zwar hatten sie einen niedrigeren Body-Mass-Index, dafür war ihre Muskulatur nicht sonderlich ausgeprägt.

Es handelte sich um Personen, die primär über eine geringe Nahrungsaufnahme schlank blieben, allerdings unsportlich waren.

> *Auch aus dieser Erkenntnis leite ich ab, dass es nicht unbedingt darum geht, schlank zu sein, sondern darum, einen gesunden und trainierten Körper zu haben.*

Richtig essen – leicht umgesetzt

Kein Plan macht Sinn, wenn er nicht alltagstauglich ist. Unser Leben besteht, profan betrachtet, aus einer Aneinanderreihung von Tagen. Die meisten Tage sind von Alltag geprägt. Also einem durch Gewohnheiten und äußere Lebensumstände (Beruf etc.) geprägten regelhaften Ablauf.

Der entscheidende Punkt: Dieser Alltag ist Drehscheibe für jede Veränderung. Wenn wir also etwas Neues machen wollen, müssen wir es im Alltag umsetzen. Das erreichen wir, indem wir das Neue in den Alltag integrieren und zur Gewohnheit werden lassen. Nebenbei bemerkt ist dies ein genereller Ratschlag von mir: Wenn Sie mit Ihrem Leben unzufrieden sind, analysieren Sie Ihren Alltag und verändern Sie ihn Schritt für Schritt.

Erwünschte Veränderungen müssen ohne Mühen in unsere bestehenden Ernährungsgewohnheiten einfließen. Sie sollen ohne Anstrengung erfolgen, denn wir sind in gewisser Weise faul.

Und der wichtigste Punkt: Die Veränderungen müssen aus unserem Inneren heraus gewollt sein. Der Drang danach muss ein *Bauchgefühl* sein und keine rationale Entscheidung. Konkret: Sie wählen die richtigen Lebensmittel aus, weil es Ihnen Ihr Körper sagt, was Sie essen sollen. Sie brauchen also nicht darüber nachzudenken, sondern nur Ihrem Gefühl folgen.

> *Diesen Zustand bezeichne ich als „Körperflüstern".*

Wenn Sie lernen, auf Ihren Körper zu hören, werden Sie automatisch gesund essen. Gibt es einen besseren, ungezwungeneren und befreienderen Ansatz als diesen, mit seiner Ernährung umzugehen? Ich behaupte: nein. Vergessen Sie Diäten, die ständigen Gewissensbisse und das permanente Gefühl, etwas Falsches zu tun.

Wann aber entscheidet der Körper richtig? Wann wählt er von alleine die besten Lebensmittel für uns aus, indem er Hunger darauf bekommt? Wenn er gelernt hat, wie Qualität schmeckt. Wenn er spürt, was ihm guttut. Das ist ein ganz entscheidender Punkt in unserem Ernährungskonzept: Bevor wir erfahren werden, was wir essen sollen, welches Gemüse, welches Obst, welche Fette, Kohlenhydrate und Eiweiße, lernen wir eine allumfassende Regel:

• Egal was wir essen, essen wir Qualität!

Dabei will ich gleich auf die Frage eingehen, ob wir auch einmal *sündigen* dürfen. Natürlich! Aber achten wir auch beim *Sündigen* auf eines: Qualität. Soll heißen, wenn Sie zum Beispiel Lust auf einen Burger mit Pommes haben, so essen Sie einen Burger von hoher Qualität. Am besten im Restaurant Ihres Vertrauens, wo das Burgerbrot selbst gemacht wird, und Sie wissen, woher das Fleisch für den Patty kommt. Tatsächlich können wir unseren Gaumen darauf trainieren, wie Qualität schmeckt. Dabei müssen wir keine Feinschmecker im klassischen Sinn sein. Und auch keine Gourmets, die bei jedem Bissen glauben, zwanzig Aromen beschreiben zu müssen. Darum geht es nicht. Es reicht, dass wir die Sensibilität bekommen, qualitätsvolle Produkte zu erkennen. Auch da brauchen wir eigentlich nur auf unseren Körper zu hören.

Der Gaumen allein gibt uns darüber nicht Auskunft. Die Reaktion unseres Körpers auf eine Mahlzeit ist spannend. Spüren wir Übelkeit im Magen, ein Drücken im Bauch oder reagieren wir mit Bauchschmerzen? Bekommen wir Kopfschmerzen, fühlen wir uns müde und möchten uns sofort hinlegen? Alles Anzeichen, dass wir nicht richtig gegessen haben.

Auch in diesem Punkt bin ich ein Verfechter des *keep it simple* Prinzips, denn Sie werden anderes zu tun haben, als sich den ganzen Tag selbst zu beobachten. Mein Rat: Stellen Sie sich nach jeder Mahlzeit dieselbe Frage und geben Sie sich nur zwei Möglichkeiten zu antworten. Diese Frage bringt Sie dazu, in sich hineinzuhören und Ihren Körper zu verstehen. Mit ihm in einen Dialog zu treten und dabei seine Rückmeldung wahrzunehmen, denn unser Körper ist mit einem perfekten Rückmeldesystem ausgestattet. Es ist da, wir brauchen es nur zu beachten. Wird es übergangen, entstehen Krankheiten, Fettleibigkeit und vorzeitiges Altern.

Das Rückmeldesystem äußert sich in Form von Symptomen. Wer zum Beispiel darauf achtet, ob er Bauchschmerzen nach dem Essen bekommt, kann selbst eine Nahrungsmittelunverträglichkeit erkennen. Als Arzt kann ich Ihnen sagen: Das, was der Patient empfindet, ist wichtiger als das Labor oder die Bildgebung. Was der Patient beschreibt, führt am treffsichersten zur Diagnose. Deshalb macht es doppelt Sinn, Sensibilität für seinen Körper zu entwickeln und das Feingefühl zu schärfen, das einem ermöglicht, Signale des Körpers wahrzunehmen und darauf zu reagieren.

Was ist nun diese eine Frage, die Sie sich nach jeder Mahlzeit stellen sollten und die Ihnen sofort zeigt, ob Sie sich gut oder schlecht ernährt haben?

Sie lautet:

> *Wie fühle ich mich nach diesem Essen?*
>
> *Antwort A: Leicht und zufrieden*
> *Antwort B: Schwer und voll*

Die Interpretation ist so einfach wie die Frage und Antwort selbst: Wer sich nach dem Essen leicht und zufrieden fühlt, hat nicht nur die richtige Menge gegessen, sondern auch auf Qualität geachtet. Er hat außerdem so gegessen, dass nicht so viel Verdauungsenergie aufgewendet werden muss, dass sie dem Gehirn fehlt. Die Folge wäre starke Müdigkeit. Wer also möglichst viele Antworten *A* geben kann, wird schlank bleiben oder schlank werden und wird Haut, Haare und Gewebe vor vorzeitigen Alterserscheinungen schützen.

Man sollte also zum Sammler von *A*-Antworten werden. Nützen wir unsere Sammelleidenschaft einmal nicht für Gegenstände, sondern für *A-Antworten*. Dann reguliert sich vieles von selbst.

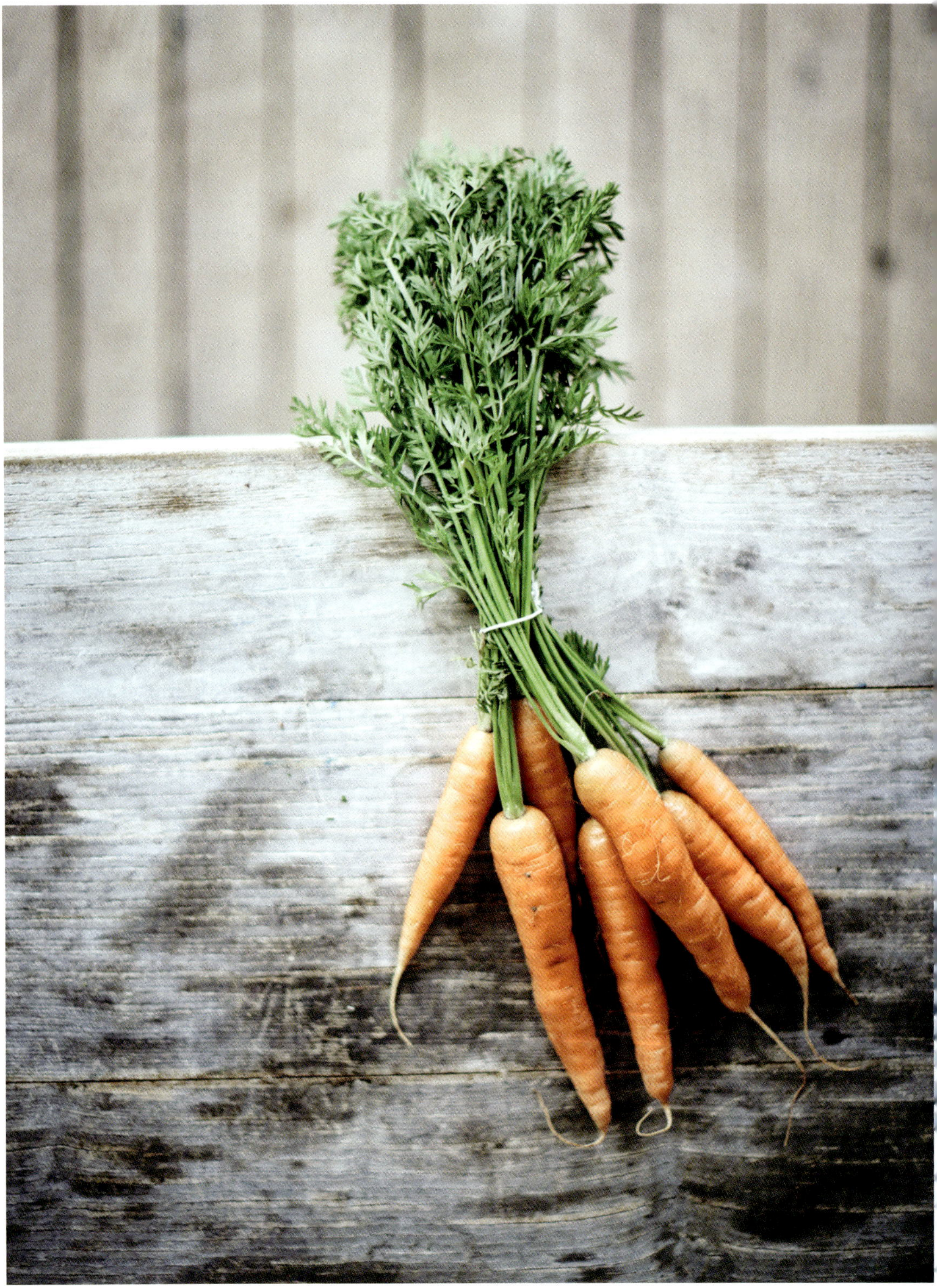

Wie aber kommen wir in diese Phase der Selbstregulation? Zuerst müssen wir unseren Körper mit guten Lebensmitteln versorgen. Er wird automatisch danach verlangen, sobald er daran gewöhnt ist. Hat er sich einmal an das gesunde Leben gewöhnt, will er es nicht mehr anders. Damit wechseln wir die Rollen: Wir strengen uns nicht mehr an, um einen gesunden Lebensstil zu haben, sondern generieren Anstrengung, wenn wir es nicht tun. Denn einmal an das gesunde Leben gewöhnt, wird sich jeder *Ausrutscher* umso mehr bemerkbar machen. Ernähren Sie sich eine Woche sehr bewusst und essen dann plötzlich etwas Ungesundes, wird Ihr Körper stärker darauf reagieren als sonst.

Mit dieser Gewöhnungsphase setzen wir uns nun genauer auseinander. Dabei geht es nicht nur um die Lebensmittel selbst und wie wir diese in einer Mahlzeit verarbeiten und kombinieren – es geht auch darum, wie wir essen, wo wir einkaufen und darauf, Lebensmittel zu schätzen.

• Eine Portion genießen – nicht mehr

Zunächst möchte ich Ihnen aber eine weitere einfache Strategie zeigen, wie Sie schlank bleiben oder werden können. Sie wissen ja bereits: Sie nehmen ab, wenn Sie mehr Energie verbrauchen, als Sie aufnehmen. Wenn wir uns nicht viel bewegen, aber trotzdem abnehmen wollen, müssen wir regulieren, wie viel wir essen. Hier kombinieren wir zwei Ansätze: die *Eine-Portion-Strategie* mit der *Das-Auge-isst-mit-Strategie*.

Erstere bedeutet, dass wir die Menge der Nahrungsaufnahme regulieren, indem wir immer nur eine Portion essen. Also keinen Nachschlag nehmen. Wir richten uns den Teller in dem Bewusstsein an, nur diese eine Portion zu essen. Wir sehen also, was wir essen werden und haben so Kontrolle über die Menge. Dabei ist es von Vorteil, den Teller möglichst schön anzurichten. Ihn richtig appetitlich aussehen zu lassen. Damit machen wir unsere Mahlzeit immer zu etwas Besonderem und geben den Lebensmitteln die nötige Wertschätzung.

Das Essen sollte dann ohne Hast erfolgen. Setzen Sie sich an einen Tisch, um zu essen. Keinesfalls sollte man im Stehen oder Gehen essen. Das Essen sollte die Hauptsache in diesem Moment sein. Wer essen als Nebentätigkeit betrachtet, sich also während des Essens mit anderen Dingen beschäftigt – telefoniert, Auto fährt, am Schreibtisch arbeitet – wird am Ende des Tages nicht mehr wissen, was er gegessen hat. Es fehlt die Wertschätzung für das, was wir essen, wenn wir ihm nicht die volle Beachtung schenken. Wenn wir zwischendurch und unterwegs essen, nehmen wir meist keine qualitätsvollen Nahrungsmittel zu uns.

• Sich Zeit nehmen

Noch ein wesentlicher Punkt kommt hinzu: Sich für die Mahlzeit Zeit zu nehmen bedeutet auch, langsam zu essen. Wenn wir ohne Hast essen, kauen wir nicht so schnell. Langsam kauen ist ein wichtiger Punkt in unserem Ernährungskonzept: Das ist wieder ein Aspekt, der nicht schwierig umzusetzen ist. Man muss sich nur selbst daran erinnern. Schalten wir also beim Essen einen Gang zurück und werden wir bewusst langsamer.

Wer ohne Hast und Stress isst und dabei langsam kaut, hat folgende Vorteile: Das Essen wird zu einer stressfreien Zone. Wenn wir langsam kauen, werden die Nahrungsbestandteile besser aufgenommen. Außerdem werden wir schneller satt. Denn das Gehirn bekommt beim Langsamessen eine stärkere Rückmeldung von Darmhormonen, dass wir satt sind. Ein weiterer Aspekt ist natürlich, dass wir unser Essen mehr genießen, wenn wir es ohne Hast verzehren. Essen sollte Genuss sein, gerade wenn wir den Körper in Balance bringen wollen. Oder anders ausgedrückt:

Wer seinem Essen keine Achtsamkeit schenkt, wird dick.

• Kurz und bündig

Fassen wir die Punkte zusammen, die wir nach dem *Keep it simple*-Prinzip täglich umsetzen können:

› **Richten Sie Ihre Mahlzeit schön auf einem Teller an.** Stellen Sie sich vor, Sie wären ein Koch in einem teuren Restaurant und Sie richten den Teller für einen Gast an, von dem Sie glauben, er käme von Gault-Millaut. Geben Sie nur so viel auf den Teller, wie Sie essen möchten.

› **Nehmen Sie keinen Nachschlag.** Im Restaurant bekommen Sie schließlich auch keine zwei Portionen. Außer Sie essen an einem *All you can eat*-Buffet, was in die Kategorie *man darf mal sündigen* fällt und daher ohnehin selten sein sollte.

- **Nehmen Sie sich Zeit.** Setzen Sie sich zum Essen hin und machen Sie nichts anderes. Schenken Sie Ihrer Mahlzeit Ihre ungeteilte Aufmerksamkeit und kauen Sie langsam.

- **Stellen Sie sich einige Minuten nach dem Essen die Frage, wie Sie sich fühlen.** Wählen Sie aus diesen Antwortmöglichkeiten:
  Antwort A: Leicht und zufrieden
  Antwort B: Schwer und voll

- **Werden Sie Sammler!** Gehen Sie Ihrer Sammelleidenschaft nach und werden Sie zum Sammler von *A-Antworten*. Im Prinzip brauchen Sie nicht mehr zu machen als das und Sie werden das Ernährungskonzept locker umsetzen.

Sich an das Gute gewöhnen

Kommen wir zur Gewöhnungsphase. Jener Zeitspanne also, in der wir unseren Körper auf die gesunde Ernährung umstellen. In dieser Phase lernt der Körper gute Lebensmittel kennen und schätzen. Weil er sich bald an das Gute gewöhnt, wird er immer wieder danach verlangen. Er wird sich bemerkbar machen, wenn er es nicht bekommt. Die Abwesenheit von gesunden Lebensmitteln empfindet er als Mangel. Er reagiert darauf mit einem starken Verlangen.

Unser natürliches Verlangen nach guten Lebensmitteln stärkt also unsere Haut, Haare und unsere Gesundheit.

Ich halte nichts davon, das Leben von heute auf morgen komplett umzukrempeln. Meine Erfahrung als Arzt ist, dass extreme Umstellungen meist schnell wieder in alte Muster zurückführen. Ähnlich dem *Jojo-Effekt* bei Diäten. Wer etwas dauerhaft verändern will, sollte seinem Körper Zeit geben, neue Gewohnheiten einzuflechten. Das alte Muster wird damit sukzessive adaptiert, bis es nicht mehr existiert. Wir können uns dann kaum noch erinnern, wie es einmal war.

Bei radikalen Umstellungen dagegen entscheidet unser Geist. Es ist also ständig eine aktive Entscheidung notwendig. Es erfordert Disziplin und inneres Aufbegehren gegen alte Gewohnheiten. Aber so funktioniert Erfolg nicht. Längerfristiger Erfolg beruht auf Lebensfreude. Eine Umstellung der Gewohnheiten muss also Spaß machen und Freude bereiten.

Wir sollten uns nicht gegen alte Gewohnheiten wehren müssen, sondern darauf brennen, neue einzuflechten.

Es gilt, eine Abwehrhaltung in eine entspannte und offene Haltung zu verwandeln. Die Abwehrhaltung ist für Diäten typisch. Denn es geht in erster Linie darum, etwas nicht zu dürfen. In unserem Beauty-Ernährungskonzept geht es nicht um Verbote.

Sie dürfen (fast) alles essen.

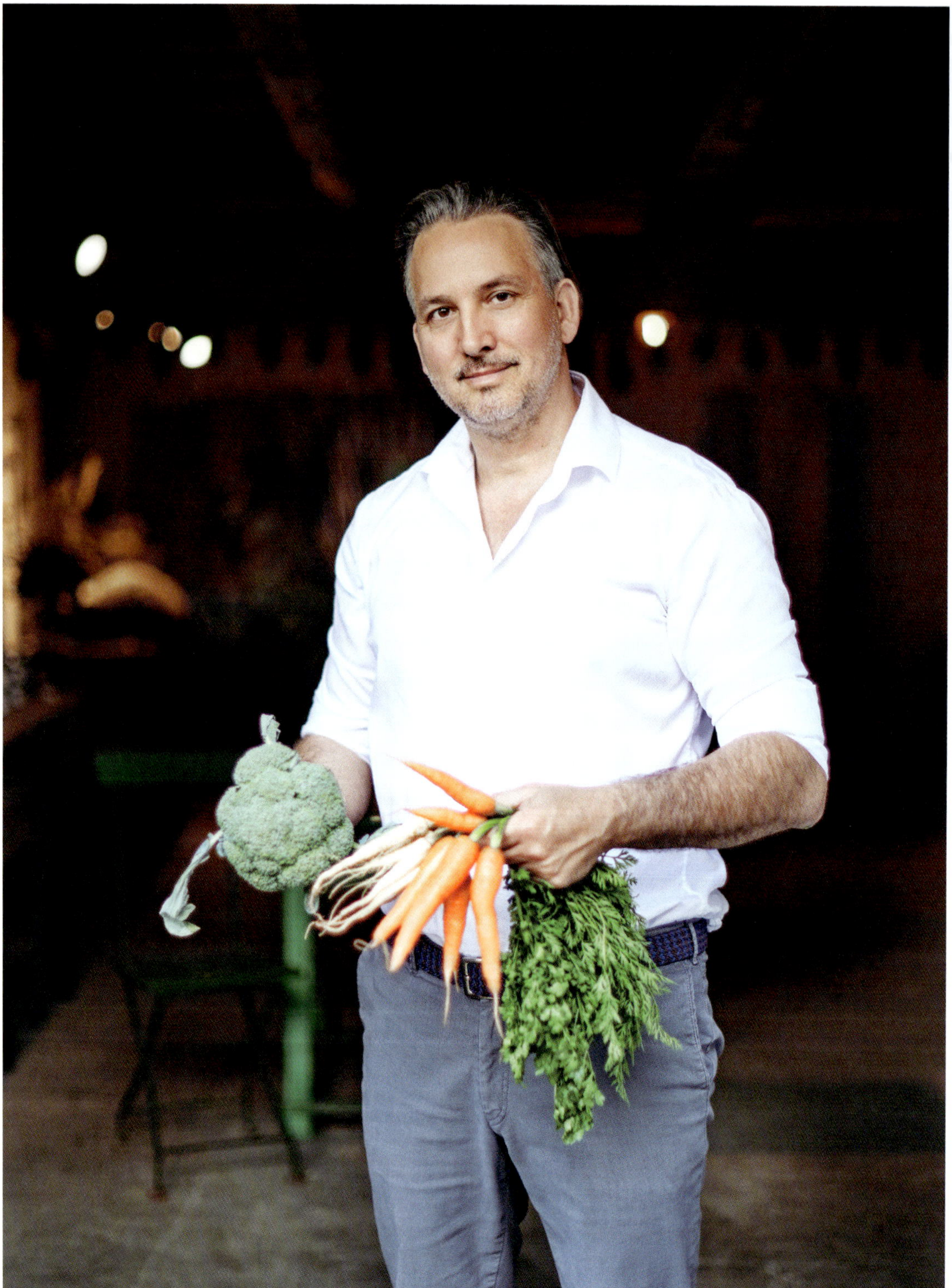

Die drei Phasen der Veränderung

Ich teile das Ernährungskonzept in drei Phasen ein. Die Gewöhnungsphase, die Umstellungsphase und die Dauerphase.

In der ersten Phase tasten wir uns mit wenigen, aber sehr effektiven Schritten heran. Wir nutzen die Kraft der Gedanken, um unser Ziel zu visualisieren. Wir stellen uns vor, wie es einmal sein soll. Das ist übrigens der beste Ausgangspunkt für jeden Erfolg. Sich vorzustellen, wie es ist, wenn man sein Ziel bereits erreicht hat. Denn der bereits erreichte Erfolg erscheint leicht und begehrenswert.

Die Gewöhnungsphase

In der Gewöhnungsphase geht es unter anderem darum, bestimmte Nahrungsmittel zu vermeiden und andere zu reduzieren. In der Umstellungsphase beschäftigen wir uns mit dem Einkaufen, Lagern und Zubereiten von Lebensmitteln.

Die Dauerphase beschäftigt sich schließlich damit, welche Lebensmittel wir zu unserem *Alltagsessen* machen sollen. Dabei sollen unsere Mahlzeiten bestimmte Kriterien erfüllen: antientzündlich, überwiegend basisch und ein möglichst vollständiges Aminosäuremuster.

Wenn wir etwas zu unserem *Alltagsessen* machen, so schließt das mit ein, dass es auch ein Essen außerhalb unseres Alltags gibt. Und ja, es wird Tage geben – sei es am Wochenende oder im Urlaub – wo wir Lust auf ein Schnitzel oder eine gute Hausmannskost haben. Das ist natürlich nicht verboten. Solange das gesunde Alltagsessen überwiegt, stellt das überhaupt kein Problem dar. Einzige Voraussetzung, wie bereits früher erwähnt:

Achten wir beim Sündigen auf Qualität.

- Visualisierung

Sie haben also beschlossen, Ihre Ernährung zu optimieren? Sie werden den Erfolg sehen. An Ihren Haaren, Ihrem Hautbild, an Ihrem Gewebe. Sie werden mit Ihrer Figur zufriedener sein. Aber ein wesentlicher Punkt kommt noch hinzu: Sie werden sich wohler in Ihrer Haut fühlen. Ihre Lebensenergie spüren. Ihre innere Kraft wird Sie die Dinge des Alltags mit mehr Leichtigkeit bewältigen lassen. Denn Sie werden sich Reserven an positiver Energie *angefuttert* haben. Immer öfter werden Sie sich nach dem Essen leicht und zufrieden fühlen.

Diesen Zustand starker Lebensenergie und des Gefühls der Leichtigkeit und Zufriedenheit nach dem Essen sollten Sie nun visualisieren. Denn dahin wollen wir kommen. Das ist der Nenner, die Essenz und, wenn Sie so wollen, das Geheimnis dieses Ernährungskonzeptes: sich nach dem Essen wohlzufühlen. Wer sich nach einer Mahlzeit wohlfühlt, isst richtig. So simpel ist das. Überlegen Sie mal: Wie oft fühlen Sie sich nach dem Essen schwer, müde, energielos, haben Bauchweh oder Blähungen?

> ***Unser Ziel: leicht und zufrieden, satt und energiegeladen.***

• Fertigprodukte vermeiden

Wie bereits erwähnt, gibt es keine Verbote. Dennoch gibt es eine Kategorie von Lebensmitteln, die Sie vermeiden bzw. reduzieren sollten.

Als ersten Schritt streichen Sie bitte Fertigprodukte aus Ihrem Speiseplan. Denn Fertigprodukte machen Falten und führen zu Fettleibigkeit. Fertigprodukte lassen Sie vorzeitig altern. Damit sind sie das genaue Gegenteil von Beauty-Food.

Was sind Fertigprodukte genau und warum sind sie so ungesund?

Fertigprodukte sind hoch verarbeitete Lebensmittel, die oftmals aus chemisch gewonnene Nahrungssubstanzen zusammengestellt sind und verzehrfertig gemacht wurden. Sie enthalten viel Zucker, Omega-6-Fettsäuren und Salz. Farbstoffe, Aromen und Emulgatoren sollen das Produkt schmackhaft machen.

Zucker und Omega-6-Fettsäuren zählen eindeutig zu den Altersbeschleunigern. Auch unsere Haut und Haare altern mit diesen Stoffen schneller. Der Ausdruck *Zucker macht Falten* entspricht leider der Wahrheit. Denn Zucker (Glukose) schädigt die kollagenen Fasern, die für die Elastizität der Haut da sind und damit für eine straffe und jugendliche Haut sorgen. Omega-6-Fettsäuren, die zweiten Haupt-Altersbeschleuniger, fördern – wenn sie im Übermaß zu sich genommen werden – Entzündungsprozesse im Körper. Damit werden Krankheiten und degenerative Prozesse ausgelöst und wir altern schneller.

- Zu den Fertigprodukten zählen: Fertigsaucen, Fertigsuppen, Light-Produkte, Chips, Frühstückszerealien (Fertigmüsli etc.), Mehlspeisen, Süßigkeiten, Softdrinks, Wurstwaren, Tiefkühlpizza etc.

Vielleicht denken Sie jetzt: Knabbereien am Abend vor dem Fernseher sind doch so angenehm! Und die Cornflakes zum Frühstück so praktisch und schnell zubereitet. Die Tiefkühlpizza macht sich von alleine und schmeckt auch gut.

Keine Sorge, es gibt für all das einen guten und viel gesünderen Ersatz. Glauben Sie mir: Wenn Sie einmal Ihren Körper von Fertigprodukten weitgehend entwöhnt haben, wird er nicht mehr danach verlangen. Denn wenn er es nicht mehr gewöhnt ist, so zu essen, wird er Fertigprodukte schlecht vertragen. Sie werden spätestens dann mit Unwohlsein auf Tiefkühlpizza oder Fertigsuppen reagieren. Ihr Körper wird einfach nicht mehr danach verlangen.

• Fleisch – wenig, aber qualitätsvoll

Es gibt es ein weiteres Lebensmittel, auf das wir nicht verzichten müssen, das wir aber reduzieren sollten: Fleisch.

Fleisch ist nicht ungesund, im Gegenteil, es enthält ein vollständiges Aminosäuremuster und liefert wichtiges Eisen für unseren Körper. Aber man sollte es in Maßen genießen. Fleisch sollte nicht auf dem täglichen Speiseplan stehen, sondern vielmehr wieder zu einem besonderen Lebensmittel werden. So wie es ursprünglich, vor der fürchterlichen Massentierhaltung, auch war.

Ich empfehle, Fleisch maximal zwei bis drei Mal pro Woche zu essen. Dann aber die beste Qualität zu kaufen: Erkundigen Sie sich bei Ihrem Metzger oder suchen Sie nach Biobauern in Ihrer Nähe, die Fleisch in Bioqualität verkaufen. Achten Sie darauf, dass das Tier ein schönes Leben hatte. Das hilft Ihnen selbst am meisten: Wie das Tier lebt, wirkt sich direkt auf die Qualität des Fleisches aus. Denn Tiere aus schlechter Haltung stecken voller Hormone, die Sie dann essen. Und abgesehen davon kann es einem nicht egal sein, dass Tiere gequält werden.

Warum sollte man, gerade wenn wir von Ernährung für Haut und Haare sprechen, den Fleischkonsum reduzieren? Bei der Verdauung von Fleisch, insbesondere von dem darin enthaltenen Eiweiß, kommt es zur Bildung von Harnsäure und Ammoniak, die – bei zu viel Fleischkonsum – zu einer Übersäuerung des Körpers führen. Unser Blut ist dann so mit diesen Giftstoffen beschäftigt, dass es schlechter Mineralstoffe transportieren kann. Diese brauchen aber unsere Haut und Haare für Wachstum und Regeneration. Übersäuerung lässt uns generell schneller altern, weshalb wir eine überwiegend basische Ernährung bevorzugen sollten.

Das sollen Sie in der Gewöhnungsphase beachten:

- Visualisieren Sie Ihr Ziel: Sie fühlen sich nach jedem Essen wohl.
- Vermeiden Sie Fertigprodukte und hochverarbeitete Lebensmittel so gut es geht: Fertigsaucen, Fertigsuppen, Tiefkühlpizza, Süßigkeiten, Mehlspeisen & Co.
- Reduzieren Sie Ihren Fleischkonsum. Essen Sie nicht öfter als zwei bis maximal drei Mal pro Woche Fleisch.

Die Umstellungsphase

Entscheiden Sie selbst, wann Sie aus der Gewöhnungsphase in die Umstellungsphase treten. Sie können gern einige Wochen in der Gewöhnungsphase bleiben. Wenn Ihnen der Verzicht auf die Altersbeschleuniger (Zucker, Omega-6-Fettsäuren, zu viel Fleisch) bereits recht gut gelingt und Sie eine positive Veränderung spüren, können Sie in die nächste Phase, die Umstellungsphase eintreten.

In dieser Phase beschäftigen wir uns mit dem Einkaufen, dem Zubereiten und Lagern der Speisen, sowie dem Essen an sich. Außerdem lernen wir, wie wir unseren Insulinspiegel regulieren und wie wir chronischen Stress vermeiden. Denn dieser ist ein Dickmacher schlechthin.

- Einkaufen

> *Mein Tipp: Verleihen Sie den Lebensmitteln, die Sie kaufen, sooft es geht, ein Gesicht.*

Hinter den Eiern und dem Fleisch das Gesicht der Bio-Bäuerin. Hinter dem Obst das Gesicht des Obstbauern, hinter dem Gemüse das Gesicht des Gemüsebauern. Denn wenn Sie ein Gesicht hinter dem Produkt kennen, dann wissen Sie, woher es kommt und wer es gemacht hat. Das ist der Inbegriff regionalen Einkaufens. Überlegen Sie, welche Lebensmittel es gibt, die sie statt im Supermarkt, direkt von den Erzeugern aus der Umgebung bekommen könnten.

Kaufen Sie wie üblich in Ihrem Supermarkt ein und legen Sie die Lebensmittel vor sich auf den Tisch: Welchen davon könnten Sie tatsächlich ein Gesicht verleihen? Gibt es einen Bauern in der Nähe, der Bio-Eier oder Bio-Fleisch verkauft? Gibt es einen Fleischer aus der Umgebung, der sein Wildfleisch direkt von den Jägern bezieht? Kennen Sie einen Betrieb, der Bio-Gemüse und -Obst anbaut? Gibt es die Möglichkeit Fisch aus der Region zu kaufen? Beginnen Sie eine Liste zu führen und sammeln Sie Informationen. Welches Service bieten diese Betriebe an? Gibt es die Möglichkeit, die Lebensmittel online zu bestellen und nach Hause geschickt zu bekommen – oder sind sie am regionalen Wochenmarkt vertreten?

• Regional einkaufen

Die Beschäftigung mit der Möglichkeit regionalen Einkaufens ist ein wichtiger Punkt der Umstellungsphase. Die meisten von uns wissen nichts von den vielen regionalen Betrieben, die uns umgeben und Lebensmittel zu Top-Qualität anbieten. Denn es ist einfacher, im Supermarkt ins Regal zu greifen. Aber nicht zuletzt durch die starke Nachfrage im Online-Lebensmittelhandel während der Corona-Pandemie sind mittlerweile einige Webseiten entstanden, die regionale Bio-Betriebe und ihre Bezugsmöglichkeit vorstellen.

Unabhängig davon, ob Sie Ihre Lebensmittel im Supermarkt oder direkt beim heimischen Erzeuger kaufen, achten Sie bitte darauf, dass Sie überwiegend regionale Produkte essen. Es macht keinen Sinn, dass Lebensmittel einmal um die Welt transportiert werden, wenn es auch in der Region gleichwertige Alternativen gibt. Denn erstens schädigt die überbordende Co_2-Emission weit gereister Güter unsere Umwelt und zweitens werden Lebensmittel aus der Ferne oft unter fragwürdigen Bedingungen angebaut und produziert. Die Gefahr einer Schwermetall- und Pestizidbelastung ist immer gegeben. Regionale Alternativen sind zudem oft nährstoffreicher, sie wurden lediglich nicht so sehr als Superfood gehypt!

Folgende Punkte müssen für das **EU-Gütesiegel** erfüllt sein:
- Verzicht auf chemisch-synthetischen Pflanzenschutz- und Düngemittel
- keine Gentechnik
- keine ionisierende Strahlung zur Konservierung
- Fütterung durch biologische Futtermittel ohne Zusatz von Antibiotika und leistungssteigernde Zusätze
- Verzicht auf bestimmte Zusatzstoffe (Süßstoffe, Stabilisatoren, synthetische Farbstoffe, Konservierungsmittel und Geschmacksverstärker)
- Mindestgrößen bei Ställen und Freiflächen

Das österreichische **Bio-Austria-Siegel** ist besonders streng und baut auf dem EU-Siegel auf. Zusätzlich zu den oben genannten Richtlinien fordert das österreichische Bio-Austria Siegel:
- der gesamte Betrieb muss biologisch bewirtschaftet werden
- Verzicht auf Hochleistungskühe zum Tierwohl (Hochleistungskühe geben 10 000 Liter Milch pro Jahr)
- Bei Legehennen gibt es eine Obergrenze von 3000 pro Stall
- Strenge Auflagen für Futtermittel, die importiert werden

Bio bedeutet nicht automatisch regional. Ein weiteres österreichisches Bio-Siegel, das **AMA-Bio-Siegel,** sichert auch die Regionalität der Produkte. Alle landwirtschaftlichen Rohstoffe müssen hierbei aus Österreich stammen, sofern es sie hier gibt. Beim Fleisch muss gesichert sein, dass die Tiere hier geboren, gefüttert, geschlachtet und auch verarbeitet wurden.

Was sollen wir also, nochmal zusammengefasst, beim Einkaufen unserer Lebensmittel beachten?

- Produkte mit Gesicht: Wir sollten möglichst vielen Produkten ein *Gesicht verleihen.*
- Biologisch: Möglichst viele Lebensmittel sollten Bio sein. Insbesondere Obst, Gemüse und Fleisch. Bei Obst und Gemüse auf Grund des Wegfalls der gesundheitsschädigenden Pestizide und Düngemittel. Beim Fleisch wegen dem Tierwohl auf Grund der artgerechten Haltung und des Verbotes der Verwendung von Hormonen und leistungssteigernder Mittel bei der Fütterung – denn das landet dann letztlich auch in unserer Blutbahn.

• Lebensmittel lagern, zubereiten und essen

Wir wollen die Nährstoffe aus unseren Lebensmitteln maximal für uns nützen. Sie sollen weder bei der Lagerung noch bei der Zubereitung verloren gehen. Denn die Nährstoffe sollten im Idealfall in ihrer vollen Entfaltung in unsere Blutbahn aufgenommen werden. Dies erfolgt über unsere Dünndarmschleimhaut. Damit sie dort möglichst potent ankommen, gilt es auch, ein paar Dinge beim Essen zu beachten: die Art und Weise, wie wir kauen, in welcher Reihenfolge wir essen und um welche Tageszeit wir welche Nahrung zu uns nehmen.

• Lagerung

Lebensmittel verändern sich bei der Lagerung. Dafür sorgen äußere Faktoren wie Temperatur, Feuchtigkeit und Sauerstoff. Biochemische Reaktionen führen zu Nährstoffverlusten und zum schnelleren Verderben der Lebensmittel. Besonders Vitamine sind empfindlich bei der Lagerung, allen voran Vitamin C.

Manche Lebensmittel fühlen sich im **Kühlschrank** am wohlsten. Dieser besitzt unterschiedliche Klimazonen, wobei die untersten Fächer für Obst und Gemüse gedacht sind. Brokkoli, Spargel, Radieschen, Gurken, Karotten und Salate fühlen sich hier wohl. Beeren (Himbeeren, Brombeeren, Erdbeeren, Heidelbeeren) gehören ebenfalls in das Gemüsefach.

Nicht in den Kühlschrank sollen: Tomaten, Paprika, Zwiebel und Knoblauch. Hier sollte die Lagerung in einem kühlen und trockenen Raum erfolgen. Dazu eignet sich der **Keller** oder die **Speisekammer**.

Äpfel gehören auch in den **kühlen und trockenen Raum**, während Bananen, Zitronen, Orangen, Melonen – die sogenannten Südfrüchte – bei **Zimmertemperatur** gelagert werden sollen. Also in der Küche oder im Esszimmer.

Speiseöle sollte man **kühl und trocken** lagern. Also ebenfalls in der Speisekammer oder im Keller. Speiseöle sind **lichtempfindlich**, sodass sie außerdem dunkel gelagert werden sollen.

Manches Obst und Gemüse sollte getrennt voneinander gelagert werden. Denn es gibt während seiner Lagerung ein Reizgas, das sogenannte **Ethylen** ab. Dieses führt dazu, dass das benachbart gelagerte Lebensmittel schneller verdirbt.

Äpfel zum Beispiel verbreiten sehr viel Ethylen. Daher sollten in der Nachbarschaft von Äpfeln keine anderen Lebensmittel gelagert werden. Auch Birnen, Bananen, Tomaten verbreiten dieses Reizgas. Für sie gilt in der Lagerung dasselbe wie für Äpfel.

• Zubereitung

Neben der richtigen Lagerung bestimmt auch die Zubereitung von Gemüse, ob die Vitamine erhalten bleiben. Bitte eine Grundregel beachten: Das Gemüse sollte beim Zubereiten möglichst nicht in Wasser gekocht werden. **Denn Wasser entzieht dem Gemüse die Vitamine und Nährstoffe**.

- Beim **Backen** kommt das Gemüse ohne zusätzliches Wasser aus: Es wird auf einem Backblech verteilt und im Ofen geröstet. Hier bleiben die meisten Vitamine erhalten.
- Eine weitere Zubereitungsmethode, bei dem die meisten Nährstoffe erhalten bleiben, ist das **Dampfgaren**: Entweder hat man einen Dampfgarer zu Hause oder man lässt das Gemüse in einem Sieb über dem Wasserdampf garen.
- Beim **Dünsten** wird das Gemüse in wenig Wasser bei geschlossenem Topf gegart.
- **Blanchieren** bedeutet, dass Gemüse kurz in kochendes Wasser gehalten und dann kalt abgeschreckt wird. Auch diese beiden Zubereitungsmethoden sind vitaminschonend.

Was Sie auf jeden Fall vermeiden sollten, ist, das Gemüse lange in einem kochenden Wasserbad zuzubereiten. Hier gehen die meisten Nährstoffe verloren. Halten Sie sich beim Kochen von Gemüse einfach von zu viel Wasser und einer langen Garzeit fern.

• Wie wir essen

Sie werden vielleicht denken: Essen geht automatisch und es kommt nur darauf an, was wir essen. Ich behaupte aber, dass die Art und Weise, wie wir essen, großen Einfluss auf unsere Verdauung hat und wesentlich mitbestimmt, ob wir übergewichtig sind oder nicht. Trotzdem sollte der Vorgang des Essens zu keiner Wissenschaft und keinem Korsett mit Spielregeln werden, denn in erster Linie soll Essen ein Vergnügen sein. Die meisten Ernährungsumstellungen scheitern an der Verbissenheit der Teilnehmer. Verbissenheit ist übrigens ein Hemmschuh für jeden Erfolg.

> ***Denn was nicht Spaß macht, wird nicht erfolgreich sein.***

Wir sollten bei jeder Ernährungsumstellung vor allem dafür sorgen, gern zu essen. Das erreichen wir einerseits durch die positiven Reaktionen unseres Körpers und Geistes, welche gutes Essen hervorruft. Andererseits durch das Schaffen einer angenehmen Atmosphäre während des Essens. In der man sich Zeit nimmt und nichts anderes macht. Bitte während des Essens nicht stehen oder gehen. Essen soll keine Nebentätigkeit sein, denn am meisten setzen sich bei jenen die Fettdepots an, die schnell zwischendurch eine *Kleinigkeit* zu sich nehmen.

Nur wer für sich eine ruhige und fokussierte Atmosphäre schafft, wird langsam kauen und bewusst genießen. Das langsame Kauen hat nämlich Einfluss auf unsere Verdauung und unser Sättigungsgefühl: Wenn wir langsam kauen, produzieren unsere Speicheldrüsen im Mund mehr Speichel. Dieser enthält Verdauungsenzyme, die Nährstoffe werden besser freigesetzt. Außerdem werden wir durch langsam essen schneller satt, da Sättigungshormone dem Gehirn eine schnellere Rückmeldung geben.

Ein weiterer entscheidender Punkt ist die Wertschätzung der Lebensmittel. Diese beginnt beim Einkaufen, wo wir behutsam aussuchen, was wir essen werden. Und endet damit, wie wir das Essen auf dem Teller anrichten. Der Spruch *Das Auge isst mit* gilt nicht nur für den Restaurantbesuch, sondern auch für das Essen zu Hause. Wenn wir den Teller schön anrichten, ist das ein weiterer Ausdruck unserer Achtsamkeit, die wir benötigen, um uns bewusst zu ernähren. Ein schöner Teller trägt aber auch dazu bei, dass wir gerne essen. Gern essen und Diäten sind ein Widerspruch. Nicht zuletzt deshalb bin ich gegen Diäten. Richtig essen wir nur, wenn wir gern essen. Ein Vergleich: Sport ist auch nur gesund, wenn man sich dabei gut fühlt.

Wie bereits früher erwähnt, können wir über den Teller nicht nur die Schönheit des Essens steuern, sondern auch die Menge. Man wird in erster Linie nicht durch die Mahlzeit dick, sondern durch den mehrfachen Nachschlag. Viele betrügen sich dabei selbst: Sie richten eher wenig auf dem Teller an und füllen diesen mehrmals auf. So sieht das Auge immer eine kleine Portion vor sich – ein klassischer Selbstbetrug.

Wir machen das anders. Wenn Sie abnehmen möchten, verzichten Sie auf den Nachschlag. Essen Sie nur, was Sie auf dem Teller angerichtet haben. Gönnen Sie sich dabei eine normale Portion, von der Sie auch satt werden. Ich nenne dies, wie bereits früher erwähnt, die *Eine-Portion-Strategie*.

• Von der richtigen Reihenfolge

Auch die Reihenfolge des Essens spielt eine wichtige Rolle für die Verdauung und damit für das Wohlbefinden nach dem Essen. Tatsächlich können Bauchschmerzen und Blähungen auch von der falschen Reihenfolge stammen, in der die Lebensmittel im Magen landen. Interessanterweise essen Kleinkinder intuitiv meist in der richtigen Reihenfolge, denn sie haben noch nicht verlernt, auf ihren Körper zu hören.

Warum ist die Reihenfolge überhaupt wichtig? Sie kennen bestimmt den Spruch *Im Magen kommt alles zusammen*. Das stimmt zwar, dennoch liegen die Nahrungsmittel in Schichten in unserem Magen und warten darauf, verdaut zu werden. Diese spannenden Entdeckungen hat übrigens der Arzt Stanley Bass gemacht und in seinem Buch *Optimale Gesundheit durch die richtige Reihenfolge beim Essen* ausführlich beschrieben.

Wenn nun Lebensmittel, die schwer verdaulich sind (wie Fleisch), zuerst gegessen werden, warten leicht verdauliche Lebensmittel (wie Obst) darauf, endlich dranzukommen. Da es aber Stunden dauert, bis das Fleisch verdaut ist, entstehen in der Zwischenzeit aus dem Obst Gärstoffe und Gase, die zu Beschwerden führen.

Essen wir jedoch in der richtigen Reihenfolge, dann entstehen im Magen die korrekten Schichten an Nahrungsbestandteilen, die dann von Verdauungsenzymen weiter zersetzt werden – eine schnelle und problemlose Verdauung erfolgt.

Was ist nun die richtige Reihenfolge? Hier gibt es laut Dr. Bass eine klare Faustregel:

> ***Je mehr Wasser ein Lebensmittel enthält, desto schneller verdaulich ist es. Und desto weiter vorne sollte es in der Reihenfolge des Essens stehen.***

Wir sollten also mit Obst beginnen, danach kommt der Salat, Gemüse, dann Kohlenhydrate wie Reis, Kartoffeln, Nudeln, danach Käse und zum Schluss das Fleisch.

Es ist klar, dass auf diese Reihenfolge nicht immer Rücksicht genommen werden kann. Manche Speisen verbinden einige Lebensmittel von vornherein und wir werden nicht anfangen, den Eintopf oder Auflauf auseinanderzunehmen. Aber wenn Sie bisher das Obst zum Schluss gegessen haben, stellen Sie es lieber an den Anfang. Die Italiener machen es richtig: Sie essen Nudeln als *primo piatto*, also zuerst, und erst danach den Hauptgang mit Fleisch. Hinsichtlich der Verdauung eine gute Reihenfolge.

In unserem Alltag spielt dieses Beispiel jedoch keine Rolle, denn die meisten von uns essen Nudeln oder Fleisch als Hauptspeise. Wenn Sie aber Fleisch mit kohlenhydratreicher Beilage wie Nudeln oder Reis vor sich haben, so wäre es gut, zuerst die Beilage zu essen und danach das Fleisch.

Fassen wir also zusammen:

- Die richtige Reihenfolge beugt Verdauungsproblemen wie Blähungen, Bauchschmerzen oder Sodbrennen vor.
- Essen Sie leichter verdauliche Lebensmittel vor schwerer verdaulichen.
- Die Faustregel lautet: wasserreiche Lebensmittel zuerst. Also Obst, Gemüse, Salat vor Kohlenhydraten und Fetten. Und Fisch und Fleisch ganz zum Schluss.

• Auf den Blutzuckerspiegel achten

In der Umstellungsphase beginnen wir auch, auf unseren Insulinspiegel zu achten. Das klingt auf den ersten Blick kompliziert, ist aber, wie der Rest unseres Ernährungskonzeptes, in der Praxis einfach umzusetzen.

Was ist Insulin überhaupt?

Insulin ist ein Hormon, das in der Bauchspeicheldrüse gebildet wird. Es senkt den Blutzuckerspiegel, der nach Mahlzeiten im Blut ansteigt. Dadurch kommt der Zucker in die Körperzellen, um dort für Energie zu sorgen. Je nach Art des Zuckers steigt der Blutzuckerspiegel schneller oder langsamer an. Wir wissen, dass zu viel Zucker – vor allem Industriezucker – Schäden hinterlässt und unser Gewebe schneller altert.

Deshalb ist es wichtig, dass der Blutzuckerspiegel stabil, also ausgeglichen ist. Wenn der Blutzuckerspiegel zu schnell ansteigt, wird viel Insulin ausgeschüttet, um den Spiegel wieder zu senken. Der Körper erhält das Signal, dass ausreichend Energie zur Verfügung steht und die Fettverbrennung eingestellt werden kann. Fett wird gespeichert, wir nehmen nicht ab. Wird der Blutzuckerspiegel allerdings stabil gehalten, ist der Insulinspiegel normal und die Fettverbrennung läuft.

Es gibt drei wichtige Gründe, auf den Blutzuckerspiegel zu achten:

- **Gesundheit:** Ein hoher Blutzuckerspiegel schädigt die Gefäße und kann zu Diabetes und Herzinfarkt führen.
- Zucker macht **Falten** und lässt das Gewebe schneller **altern.**
- Bei hohem Blutzuckerspiegel wird die Fettverbrennung eingestellt, **Fett gespeichert** und wir **nehmen zu.**

Die entscheidende Frage ist nun: Wie halten wir unseren Blutzuckerspiegel ausgeglichen?

Das gelingt in erster Linie durch Zucker, der den Blutzuckerspiegel langsam ansteigen lässt. **Einfach-Zucker** (darunter fällt der Industriezucker bzw. das, was wir im alltäglichen Sprachgebrauch unter *Zucker* verstehen) lässt den Blutzuckerspiegel sehr schnell ansteigen, während **Mehrfach-Zucker** (das sind Kohlenhydrate) den Spiegel langsamer ansteigen lassen.

Nun kommt es darauf an, in welchen Lebensmitteln diese Mehrfach-Zucker enthalten sind. Denn es gibt Unterschiede, wie langsam der Blutzuckerspiegel ansteigt. Diese *Langsamkeit* wird im glykämischen Index angegeben: Je niedriger der glykämische Index, desto langsamer steigt der Blutzucker an. Oder eben umgekehrt: Je höher der glykämische Index ist, desto schneller steigt der Blutzuckerspiegel an.

Bei hohem Zuckerkonsum lagern sich Zuckermoleküle an Proteine in unserem Körper an. Es entstehen Zucker-Eiweißverbindungen, die sich ab einer gewissen Menge ablagern und Entzündungen verursachen. Diese Entzündungen verursachen Schäden an Gefäßen, Gehirn, aber auch in der Haut. Bleibt der Blutzuckerspiegel nach einer Mahlzeit aber nicht zu lange erhöht, können die Zucker-Eiweißverbindungen wieder aufgelöst werden. Der Zucker richtet dann keine Schäden an.

Damit unser Körper vor Schäden geschützt wird, ist es notwendig, dass wir ihm die Möglichkeit geben, dass der Zuckerspiegel immer wieder absinken kann.

Das ist der Grund, warum wir keine Zwischenmahlzeiten zu uns nehmen sollten. Die vor einigen Jahren propagierte *Mehrmals-pro-Tag-kleine-Mengen-essen*-Theorie ist daher falsch:

> ***Essen Sie daher bitte nur zu den Hauptmahlzeiten.***

Fassen wir also zusammen:

- Wir sollten auf Industriezucker so gut es geht verzichten. Also auf Fertigprodukte, Süßigkeiten und Mehlspeisen. Zumindest aus unserer Alltagskost sollten sie verbannt werden.
- Ausnahmsweise *sündigen* ist natürlich erlaubt und Teil des Ernährungskonzeptes, denn wir wollen keine strikten Verbote.
- Bevorzugen Sie Lebensmittel mit niedrigem glykämischen Index. Beispiele: Zucchini, Brokkoli, Kohl, Knoblauch, Zwiebeln, Eier, Tofu, Gurke, Spargel, Zitronen und viele mehr.

- Lebensstil

Man könnte ein eigenes Buch darüber schreiben, wie sehr der Lebensstil unsere Gesundheit und unser Aussehen beeinflusst. Ich möchte mich hier auf zwei Punkte beschränken, die den unmittelbarsten Einfluss auf unser Äußeres haben: chronischer Stress und das Schlafverhalten.

Chronischen Stress interpretiere ich als eine langanhaltende Anspannung, die man selbst als Belastung erlebt. Akuter Stress an sich ist nicht negativ, er stellt Energie bereit und ermöglicht Höchstleistungen. Aber jede Phase der Anspannung braucht im Anschluss eine Phase der Entspannung. Das ist im Sport nicht anders als im Beruf. Bleibt die Phase der Entspannung aus, entsteht chronischer Stress. Als Folge daraus ist unser Cortisolspiegel (Stresshormon-Spiegel) dauerhaft erhöht. Das wiederum führt zu einer Ansammlung von Bauchfett, insbesondere von Fett im Bauchraum: Wir sprechen vom sogenannten *Cortisol Bauch*. Wer einen Cortisol-Bauch hat, nimmt nicht ab, solange der Cortisolspiegel chronisch erhöht ist.

> ***Entspannung ist also hier der Schlüssel zum Abnehmen.***

Wie aber hängt Cortisol mit Fettleibigkeit nun genau zusammen?

Zum einen erhöht Cortisol den Blutzucker, dabei wird überschüssige Glukose in Fett umgewandelt und gespeichert. Zum anderen führt eine hoher Cortisolspiegel zu *Heißhunger-Attacken*.

Im Bauchbereich unterscheidet man auf Grund der Lage zwei Arten von Fett: das sichtbare Fett, das unter der Haut liegt und das unsichtbare, welches im Bauchraum zwischen den Organen liegt. Beide machen einen dicken Bauch, wobei das letztere nicht spürbar ist: Man greift auf einen eher harten Bauch, der trotzdem ausladend ist. Natürlich gibt es auch Zwischenformen, also eine Kombination aus beiden Arten von Fett.

Das Entscheidende am Bauchfett ist, dass es mehr als alle anderen Fettspeicher des Körpers, als Drüse wirkt und Hormone produziert, die in den Stoffwechsel eingreifen. Dadurch wird einerseits der Fettabbau verhindert und andererseits wieder mehr Fett eingespeichert – ein Teufelskreis, der nur unterbrochen werden kann, indem der chronisch erhöhte Cortisolspiegel wieder gesenkt wird. Das wird durch Stressabbau erreicht.

Bewusster Stressabbau ist ein weites Feld, ich möchte hier auf die wichtigsten Punkte hinweisen, die Stress, je nach individueller Vorliebe, reduzieren können:

- Bewusste Entspannung (Musik hören, Meditation etc.)
- Sport (Ausdauersport und Kraftsport)
- Kreative Beschäftigung (Lesen, Malen, Schreiben etc.)
- Geselligkeit (Treffen mit Familie und Freunden)
- Sich um Pflanzen kümmern (Gartenarbeit etc.)
- Erholsamer Schlaf

• Bewusste Entspannung

Die schönste Entspannung ist die, die man nicht aktiv anstreben muss. Die einem passiert, weil es die äußeren Umstände ermöglichen: im Urlaub zum Beispiel. Wenn das Leben nach ein paar Tagen an Leichtigkeit gewinnt und ein *In-den-Tag-Hineinleben* erlaubt. Aber unser Leben besteht zum größten Teil aus Berufsalltag und nicht aus Urlaub. Deshalb müssen wir lernen, uns auch bewusst entspannen zu können.

Meditation gehört sicherlich zu den bekanntesten Entspannungstechniken. Weniger bekannt, aber nicht minder wirkungsvoll ist die sogenannte **Neuromusik**. Diese spezielle Entspannungsmusik erzeugt Frequenzunterschiede zwischen linkem und rechtem Ohr. Die als *binaurale Beats* bezeichneten Schwingungen täuschen dem Gehirn vor, man würde einschlafen und in einem tiefen Entspannungszustand sein. Ich verwende Neuromusik, um bei Eingriffen in Lokalbetäubung Patienten zusätzlich schläfrig zu machen. Was im OP-Saal funktioniert, lässt sich auch wunderbar für jeden zu Hause anwenden: ein paar Minuten Zeit für sich nehmen, hinlegen und Neuromusik hören. Wer Näheres zu Bezugsquellen der Musik wissen will, findet im Anhang einen entsprechenden Hinweis.

- Sport

Entspannung entsteht auch durch Aktivität. Wer abends müde nach Hause kommt, fühlt sich nach einer kurzen Sporteinheit frischer, als wenn er nur auf der Couch liegen würde.

Sport dient der Entspannung.

Diesen Satz sollte man verinnerlichen. Wer Sport nur mit Anstrengung verbindet, wird keinen ausüben.

Kraftsport führt durch die Zunahme der Muskulatur zu vermehrter Fettverbrennung. Ausdauersport schützt unsere Gefäße und damit vor Herzinfarkt und Schlaganfall. Zudem wird durch Sport die Koordination verbessert, also die Verbindung zwischen Gehirn und Körper. Eine gute Koordination verspricht Agilität und hält jung.

- Kreativität

Kreativität bedeutet für mich, etwas aus dem Nichts zu erschaffen. Aus Einzelheiten ein stimmiges Gebilde zu kreieren. Sei es zu basteln, zu stricken, zu malen, ein Buch zu schreiben, ein Start-up zu gründen, ein Computerprogramm zu schreiben, einen Film zu machen, ein Unternehmen zu entwickeln.

Auf all das trifft meine Definition zu. Nicht jeder hat gleichviel Kreativität, aber jeder kann seine Kreativität entwickeln. Wer kreativ ist, bildet neue Quervernetzungen in seinem Gehirn. Das hält unser Denken jung. Und macht uns glücklich.

> *Für Kreativität sollte in unserem Alltag immer Platz sein.*

- Schlaf

Im Schlaf regenerieren wir. Kann Entspannung auch durch Aktivität entstehen, so funktioniert Schlaf nur, wenn wir inaktiv sind. Das Einschlafen verlangt eine unmittelbare Phase des Loslassens. Wer einschläft, gibt die Kontrolle ab. Er ist in diesem Moment sorgenlos. Einschlafen mit Sorgen kann nicht funktionieren. Deshalb sollte man sein Bett zur *sorgenfreien Zone* erklären. Wer seine Probleme und Ängste während des Tages unterdrückt, wird von seinem Unterbewusstsein nachts wachgehalten. Es ist daher empfehlenswert, tagsüber seine Probleme und Herausforderungen nicht zu verdrängen, sondern sie zu lösen. Die Nacht sollte eine Zeit der absoluten Entspannung sein. Das klingt zu einfach?

> ***Wenn Sie Ihr Bett zur sorgenfreien Zone erklären, ist der erste und wichtigste Schritt für einen gesunden Schlaf getan.***

Fassen wir zusammen:

Wir haben uns bereits mit der Gewöhnungs- und Umstellungsphase beschäftigt.

- In der **Gewöhnungsphase** geht es zunächst darum, das Ziel zu visualisieren, indem wir es uns als bereits erreicht vor Auge führen. Dann starten wir die Ernährungsumstellung damit, Fertigprodukte zu vermeiden. Und den Konsum von Fleisch zu reduzieren.
- In der **Umstellungsphase** geht es darum, das Einkaufsverhalten zu steuern. Dieses ist auf regionale Lebensmittel ausgerichtet, wobei wir möglichst vielen Produkten ein *Gesicht* verleihen. Wir achten auf Lebensmittel biologischen Ursprungs, insbesondere beim Obst und Gemüse. Wir lernen über die richtige Lagerung der Lebensmittel, warum wir den Teller schön anrichten sollen und über das Abnehmen mit dem *Eine-Portion-Strategie*. Die Regulation des Blutzuckerspiegels ist ebenfalls Teil der Umstellungsphase. Außerdem erfahren wir, wie wir einen Cortisol-Bauch vermeiden oder loswerden.

Die Dauerphase

Erst wenn wir uns mit diesen zwei ersten Phasen im Alltag auseinandergesetzt und sie verinnerlicht haben, sollten wir uns der Dauerphase zuwenden.

> *Dauerphase bedeutet, dass unsere neuen Ernährungsgewohnheiten dauerhaft beibehalten werden sollen.*

Das ist der Unterschied zu Diäten oder kurzfristigen Änderungen wie *Detox-Programmen*. Es ist keine Phase, die einmal enden soll. Damit etwas dauerhaft bleibt, muss eine Zwanglosigkeit gegeben sein. Sobald es sich so anfühlt, als müsse man sich anstrengen, wird man früher oder später damit aufhören, je nachdem wie groß das Durchhaltevermögen ist. Genau das ist aber der Punkt: In der Dauerphase sollten wir nicht *durchhalten* müssen. Die Dauerphase soll sich einfach *richtig* anfühlen. Wir sollten nicht mehr das Gefühl haben, in einer Umstellung zu leben.

> *Die Dauerphase wird unser neuer Normalzustand.*

Das ist der Grund, warum wir die Umstellungs- und Gewöhnungsphase voranstellen. Es braucht Zeit und mehrere Schritte, bis alte Gewohnheiten durch neue ersetzt werden und sich wieder als Gewohnheiten anfühlen. In der Dauerphase sollte man sich nicht ständig maßregeln müssen und überlegen, was man nun essen darf oder nicht.

Hier kommt das Körperflüstern ins Spiel: Wir geben unserem Körper das, wonach er verlangt. Und er verlangt nach dem, was ihm guttut.

Vorausgesetzt, er hat zuvor erfahren, was ihm guttut und wie es sich anfühlt, richtig zu essen. Die Dauerphase ist also auch keine lineare Phase, sondern baut sich erst mit der Zeit zu einem Ernährungsstil auf, der in unserem Alltag ganz selbstverständlich integriert ist.

Was mir wichtig ist: Niemand muss perfekt sein. Perfektionismus ist tatsächlich manchmal der Hemmschuh für Erfolg. Wer perfekt sein will, verkrampft sich. Wenn wir uns verkrampft gesund ernähren wollen und keinen Raum für Ausnahmen lassen, werden wir nicht dauerhaft erfolgreich sein. Es muss möglich sein, weiterhin ab und zu ein Schnitzel oder einen Burger zu essen. Oder eine Portion Pommes frites. Wir wollen uns auch weiterhin beim

Familienessen die Knödel von Oma schmecken lassen. Aber es gibt einen wesentlichen Ansatz in unserem Ernährungskonzept: Wir unterscheiden das *Alltagsessen* vom *Feiertagsessen*.

Alltagsessen umfasst unsere täglichen Ernährungsgewohnheiten – das, was wir hauptsächlich essen. *Feiertagsessen* umfasst das, was wir zu besonderen Anlässen zu uns nehmen: wenn wir ins Restaurant gehen, beim Familienessen, am Sonntag oder Ähnliches.

> *Das Feiertagsessen bildet die Ausnahme, während das Alltagsessen die Gewohnheit ist.*

Jeder braucht ab und zu diese Ausnahme, in der *gesündigt* werden darf. Eines ist aber auch klar: Je länger man an die Dauerphase gewöhnt ist, desto weniger oft werden diese Ausnahmen sein, weil unser Körper immer seltener danach verlangt. Ich denke aber auch: Wer sich fast immer gesund ernährt und selten Lust auf etwas Fettiges oder Frittiertes hat, kann diesem Verlangen dann auch mal nachgeben. Was wir dabei aber unbedingt beachten sollten: Wann immer es möglich ist, sollten wir auf Qualität und Herkunft der Lebensmittel achten.

Wenn wir also in die Dauerphase eintreten, dann mit dem Ziel, uns im Alltag gesund zu ernähren und trotzdem ohne Verbote zu leben. Außerdem betreiben wir von Beginn an das *Körperflüstern*: wir hören auf unseren Körper, der uns mitteilt, auf welche Lebensmittel er Lust hat. Hat er sich an gesunde Lebensmittel gewöhnt, wird er immer wieder danach verlangen. Er wird selbst einen Nährstoffmangel erkennen und genau nach dem Lebensmittel verlangen, in dem dieser Nährstoff enthalten ist.

Wenn er z. B. nach Brokkoli verlangt, hat das seinen Grund. Es sind Nährstoffe im Brokkoli enthalten, die unser Körper gerade braucht. Dieser Ansatz wird **intuitive Ernährung** genannt. Wir sollten also die Sensibilität für die Signale unseres Körpers schärfen. Was kompliziert klingt, ist eigentlich einfach: Der erste Schritt ist, darauf zu achten.

Das *Körperflüstern* ist Basis des Konzeptes und ständiger Begleiter in der Dauerphase: Nach jedem Essen lautet die Frage an sich selbst: **Wie fühlst du dich?**
Antwort A: Leicht und zufrieden
Antwort B: Schwer und voll

Das Ziel ist, möglichst viele A Antworten zu bekommen.

Fassen wir also nochmals zusammen, was wir uns zu Beginn der Dauerphase vor Augen führen:

- Die Dauerphase ist keine Phase im eigentlichen Sinn, sondern eine dauerhafte Ernährungsumstellung. Die neue Ernährungsweise zählt zu unserer Lebenseinstellung.
- Wir unterscheiden *Alltagsessen* von *Feiertagsessen*. Letzteres ist ein Synonym für Ausnahmen, in denen wir *sündigen* dürfen. Egal ob Mehlspeise, Schnitzel oder Burger: Wir achten auf Qualität.
- *Körperflüstern* bezeichnet unseren Ansatz, mit unserem Körper im Dialog zu sein und auf seine Signale zu achten. Wir haben dann richtig gegessen, wenn wir uns nach der Mahlzeit leicht und zufrieden fühlen. Denn wenn wir uns leicht und zufrieden fühlen, so bedeutet das, dass unser Verdauungsapparat gut mit der aufgenommenen Nahrung zurechtkommt. Ohne dass ein Schweregefühl, Blähungen oder Bauchschmerzen entstehen. Wir haben also gegessen, was wir gut vertragen, was gut verdaulich ist, was uns stärkt und was uns angenehm sättigt: *Zufrieden* ist man nach einer Mahlzeit, wenn man satt ist ohne sich überladen zu fühlen. Unser Blutzuckerspiegel ist also langsam angestiegen und stabil.
- Wer außerdem abnehmen will, hält sich an die *Eine-Portion-Strategie:* Es wird kein Nachschlag genommen.

• Was sollen wir nun konkret essen?

Auf drei Dinge möchte ich genauer eingehen:

› wie verarbeitet ein Lebensmittel ist
› wie häufig wir welche Lebensmittel essen sollen
› welche Kriterien Lebensmittel erfüllen sollen

Zu Punkt 1: Wie verarbeitet ein Lebensmittel ist

Lebensmittel sollten möglichst in ihrem Ursprungszustand verzehrt werden. Je mehr sie verarbeitet werden, desto ungesünder werden sie. Denn sie enthalten viel versteckten Zucker, Omega-6-Fettsäuren und Salz. Außerdem sind hochverarbeitete Lebensmittel mit vielen Aromen versetzt, die ebenfalls künstlich hergestellt werden.

- Unverarbeitete Lebensmittel sind: Obst, Gemüse, Nüsse, Hülsenfrüchte wie Linsen und Bohnen, Vollkorngetreide wie Naturreis und Dinkel, Fisch, Fleisch, Eier, Kräuter.

- Zu den wenig verarbeiteten Lebensmitteln zählen unter anderem Käse und Butter.

- Als hochverarbeitete Lebensmittel zählen beispielsweise: Mehlspeisen, Süßigkeiten, Fertigsaucen, Fertigsuppen, Tiefkühlpizza, Light-Produkte, Frühstückszerealien.

Zu Punkt 2: Wie häufig wir welche Lebensmittel essen sollen

Die Empfehlung, wie häufig wir welche Art von Lebensmitteln zu uns nehmen sollen, lässt sich am besten mit der *Ernährungspyramide* darstellen: Je breiter die Pyramide, desto häufiger sollen wir diese Lebensmittel verzehren.

- Ganz oben an der Spitze stehen Fertigprodukte, Mehlspeisen und zuckerhaltige Getränke. Diese Lebensmittel sollte man so gut es geht vermeiden.
- Dann kommen Fleisch, Butter, Käse, Milchprodukte. Diese Lebensmittel sollten wir ab und zu, aber nicht häufig zu uns nehmen.
- Danach folgen Nüsse, Fisch, Pflanzenöle: Sie sollten häufig verzehrt werden.
- Sehr häufig sollten stärkehaltige Nahrungsmittel – allen voran Hülsenfrüchte – verzehrt werden.
- Am häufigsten, und damit an der Basis der Pyramide stehend – sollten wir Gemüse und Obst verzehren.

Zu Punkt 3: Welche Kriterien Lebensmittel erfüllen sollen

Unser Alltagsessen sollte möglichst alle der folgenden Kriterien erfüllen:

- Antientzündlich
- Überwiegend basisch
- Niedriger glykämischer Index
- Ein vollständiges Aminosäuremuster aufweisen

Ich habe bereits in den ersten Kapiteln erklärt, warum diese Kriterien wichtig sind.

Nochmals kurz zusammengefasst:

- Antientzündlich: Unsere Ernährung spielt in der Entstehung stiller Entzündungen eine wesentliche Rolle. Lebensmittel, die viel Omega-6-Fettsäuren und versteckten Zucker enthalten (Wurst, Fertigprodukte etc.) fördern diese. Unsere Haut ist dabei ein Gradmesser für chronische Entzündungen. Liegt eine solche Entzündung vor, ist die Haut trocken und faltig und wir haben tiefe Augenringe. Die Ernährung ist in der Lage, diese zu stoppen und zu beseitigen.
- Überwiegend basisch: Eine Balance zwischen Säuren und Basen im Körper ist für unsere Gesundheit und Schönheit gleichermaßen wichtig. Denn ein Säureüberschuss macht sich an unserer Haut (Unreinheiten, Neurodermitis), den Haaren (spröde Haare, vorzeitiger Ausfall) und in unserem Gewebe (Cellulite) bemerkbar. Wir brauchen also einen Basenüberschuss zur Neutralisierung der Säuren.
- Niedriger glykämischer Index: Je niedriger der glykämische Index, desto langsamer steigt der Blutzucker an. Lebensmittel mit niedrigem glykämischen Index halten uns länger satt. Außerdem beugen Lebensmittel Falten vor, da Zucker ein Faltenbildner ist.
- Vollständiges Aminosäuremuster: Für alle Stoffwechselvorgänge werden Proteine benötigt. Wichtig ist, dass Aminosäuren in einem vollständigen Muster vorhanden sind, nur dann können alle Stoffwechselprozesse optimal laufen. Wir sollten daher in unserer Alltagsnahrung alle acht proteinbildenden Aminosäuren aufnehmen.

Baukastenprinzip

Alles, was einfach ist, lässt sich gut in den Alltag integrieren. Deshalb soll unser Alltagsessen ohne viel Aufwand zubereitet werden können und ohne, dass man dafür richtig kochen können muss.

> *Prinzipiell eignen sich zwei Zubereitungsarten am besten: die Bowl-Zubereitung und die One-Tray-Zubereitung.*

Bowl heißt übersetzt Schüssel. In diese Schüssel werden verschiedene Zutaten gelegt, die roh oder gekocht sein können. Sie enthalten Makro- und Mikronährstoffe, die gesund sind und uns *gut aussehen* lassen.

Dabei können wir die Bowl nach dem immer gleichen Baukastenprinzip füllen, und zwar mit folgenden Bausteinen:

- Gemüse
- Kohlenhydrate
- Proteine
- Gesunde Fette
- Kräuter und Gewürze

Auch die **One-Tray-Methode** lässt sich nach demselben Baukastenprinzip zubereiten. Der Unterschied zur Bowl-Methode ist, dass hier die Zutaten auf das Backblech (*Tray*) gelegt und anschließend im Ofen gegart werden.

Sowohl für die Bowl-Methode als auch für die One-Tray-Methode werde ich die wichtigsten Grundregeln vorstellen – siehe Seite 211.

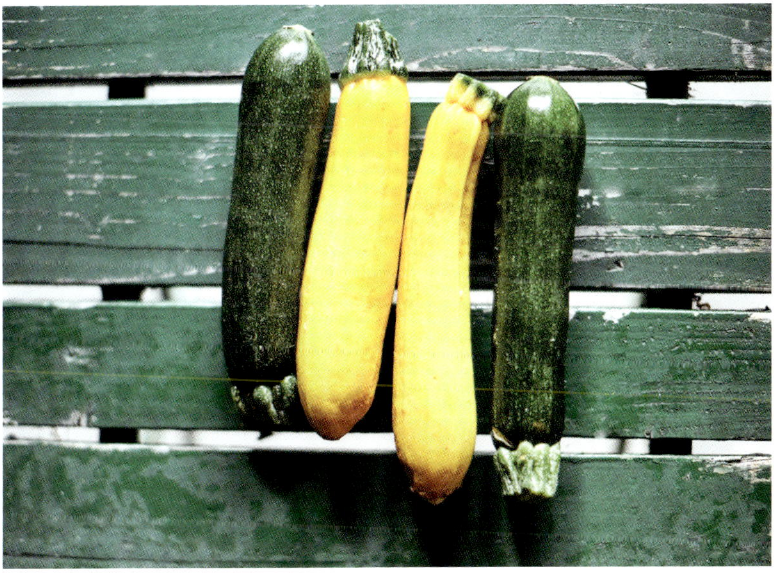

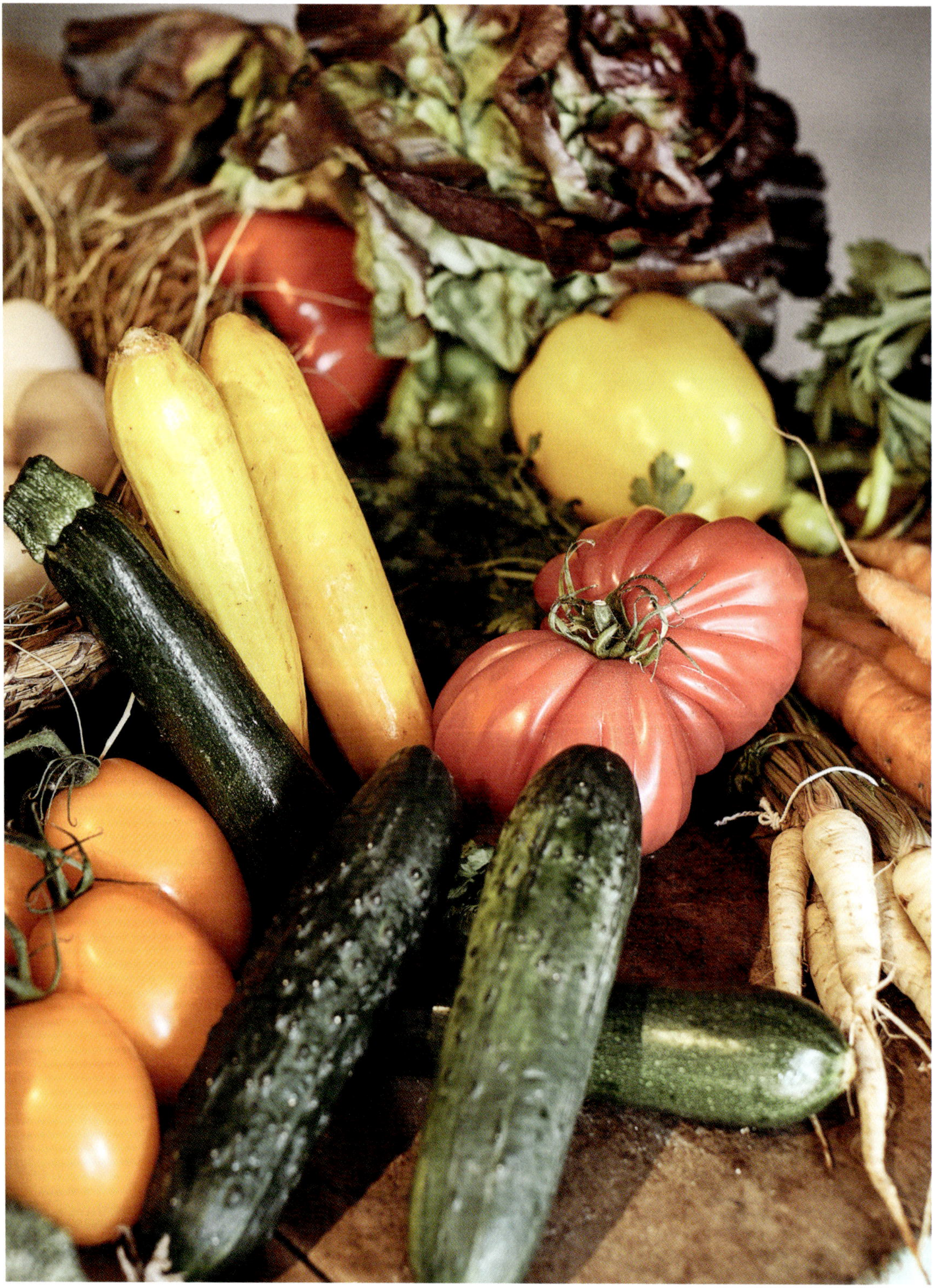

Die besten Lebensmittel für Haut und Haare

Ich werde Ihnen in diesem Kapitel die wichtigsten Lebensmittel vorstellen, die Sie für einfache und schnelle Rezepte kombinieren können.

Sowohl bei der **Bowl-Methode** als auch bei der **One-Tray-Methode** sollten Sie als grobe Faustregel folgende Zusammensetzung berücksichtigen:

- 30 % Kohlenhydrate
- 30 % Proteine
- 30 % Gemüse oder Obst
- 10 % gesunde Fette

Wenn Sie abnehmen wollen, sollten Sie abends den Anteil an Kohlenhydraten reduzieren. Denn nachts werden Sie weniger Energie benötigen.

Der wesentliche Unterschied zwischen beiden Methoden ist, dass in der Bowl rohe und gekochte Lebensmittel kombiniert werden können. In der One-Tray-Methode werden die Lebensmittel zusammen im Ofen gebacken. Aber natürlich können Sie auch hier rohe Lebensmittel im Nachhinein hinzufügen. Das gilt insbesondere für Kräuter und Gewürze.

Schauen wir uns die Zutaten nun genauer an. Aus den Bereichen Gemüse, Kohlenhydrate, Proteine, gesunde Fette, Kräuter und Gewürze wählen wir solche, die in besonderem Maße gut für unsere Haut und Haare sind. Da diese Lebensmittel zusätzlich zahlreiche andere Funktionen haben, sind sie auch für den restlichen Körper gesund. Eine Auswahl daraus werde ich auf den nächsten Seiten näher vorstellen. Hier schließt sich der Kreis zu den Erläuterungen im ersten Kapitel:

Beauty-Food ist gesund.

Reich an sekundären Pflanzenstoffen sind:

Äpfel, Auberginen, Beeren (wie Blaubeeren, Brombeeren), Blumenkohl, Brokkoli, Karotten, Kürbis und Kürbiskerne, Pilze, Rucola, Salatgurken, Spargel, Spinatblätter, Tomaten, Zitronen, Zucchini

Gemüse und Obst enthalten sekundäre Pflanzenstoffe, Vitamine, Mineralstoffe und Spurenelemente sowie Ballaststoffe. Sie dürfen in unserem Alltagsessen nicht fehlen.

Die wichtigsten Vertreter für Haut und Haare möchte ich Ihnen hier vorstellen:

• Apfel

Äpfel enthalten Pektin. Das sind Faserstoffe, die als Ballaststoffe den Cholesterinspiegel senken. Zudem helfen sie effektiv bei der Entgiftung des Körpers. Die Apfelschale enthält den sekundären Pflanzenstoff Quercetin. Dieser wirkt stark antioxidativ und damit gegen freie Radikale – ein Grund, warum die Apfelschale immer mitgegessen werden sollte.

Wichtig: Immer zu Bio-Äpfeln greifen. Auch die meisten anderen Nährstoffe wie Vitamin C und Folsäure sind in der Schale am meisten enthalten.

Beeren

Beeren sind das wichtigste Obst in meinem Ernährungskonzept. Denn sie sind wahre Anti-Aging-Bomben. Ob als Snack zwischendurch oder in der Frühstücks-Bowl: Wir sollten Beeren unbedingt in unser Alltagsessen aufnehmen.

Dabei spielen sekundäre Pflanzenstoffe, die sogenannten Anthozyane, eine große antioxidative und antientzündliche Rolle. Damit beugen sie der Hautalterung vor. Anthozyane geben den Beeren ihre Farbe und hier gilt: Je dunkler die Farbe, desto mehr Anthozyane sind enthalten. Deshalb sollten Blaubeeren, Brombeeren und schwarze Johannisbeeren ganz oben auf unserer Speiseliste stehen. Aber auch Erdbeeren und Himbeeren sind sehr gesund. Sie enthalten beispielsweise die Ellagsäure, wieder ein sekundärer Pflanzenstoff. Bei den Erdbeeren kommt die Ellagsäure im Fruchtfleisch vor, bei den Himbeeren in den Körnern. Sie hat antikanzerogene Eigenschaften (krebshemmende Wirkung).

Beeren enthalten Zink, Selen, Kupfer und Eisen. Sowie die *Schönheitsvitamine* Vitamin A und C. Kalium ist in Himbeeren und Brombeeren enthalten. Es wirkt entschlackend, indem es die Wassereinlagerungen aus dem Bindegewebe nimmt. Gerade bei Cellulite kann dies hilfreich sein.

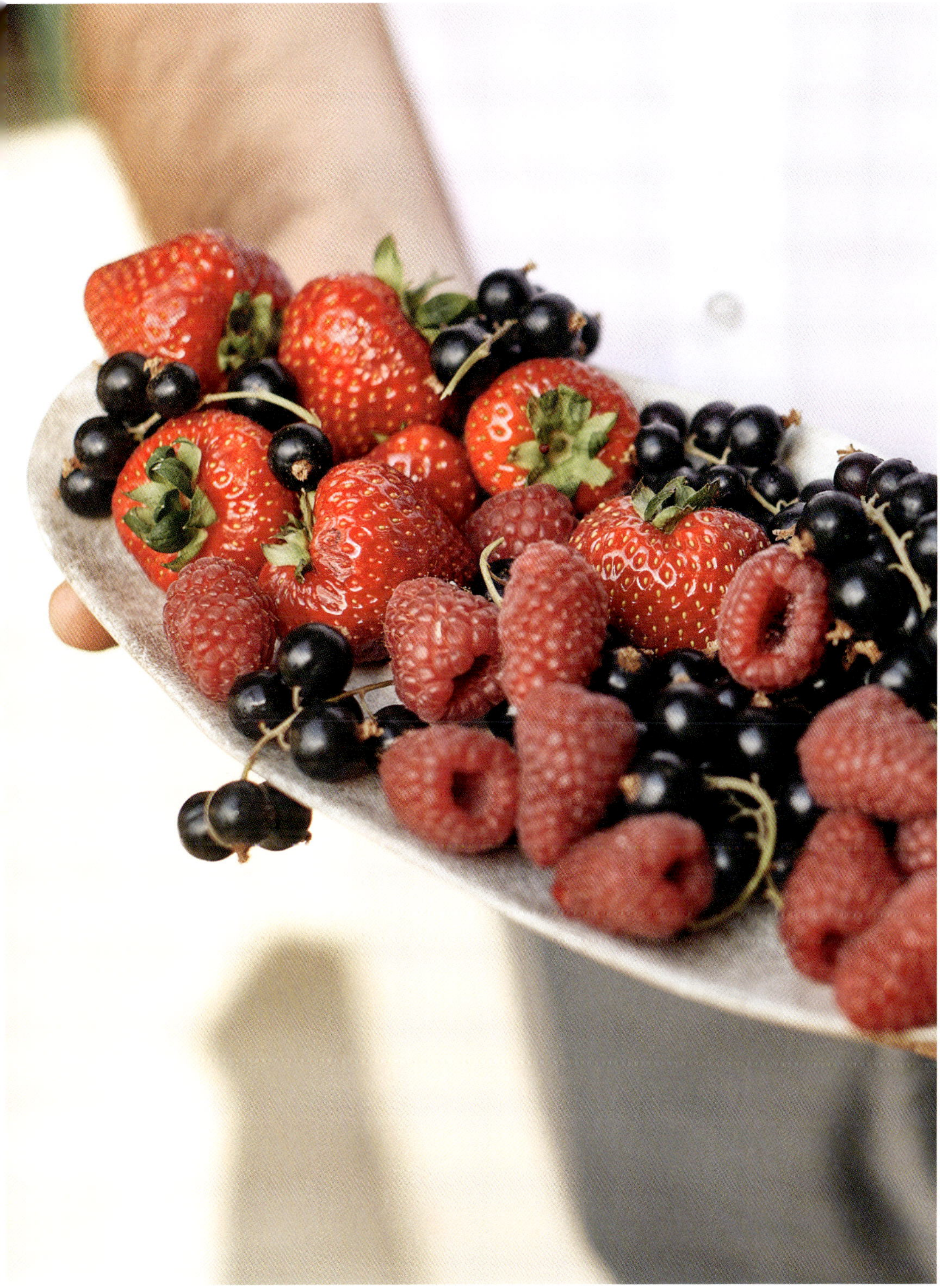

Brokkoli

Brokkoli stammt ursprünglich aus dem östlichen Mittelmeerraum, rund um Anatolien. In Europa wurde Brokkoli zuerst in Italien angebaut, deshalb stammt der Name aus dem Italienischen: Brokkoli heißt übersetzt Kohlsprossen. Die Region um Verona ist auch heute noch sehr bekannt für den Anbau.

Es handelt sich um eines der wichtigsten Gemüse für unsere Haut und Haare. Auch für unser Immunsystem spielt es eine sehr unterstützende Rolle. Brokkoli enthält eine Menge an sekundären Pflanzenstoffen: Kämpferol (entzündungshemmend), Carotinoide (Sehkraft und Immunsystem), Indol (Schutz vor Krebs). Insbesondere der sekundäre Pflanzenstoff Sulforaphan fördert die Regeneration der Haut und lindert Hautschäden durch Sonneneinstrahlung. Vitamin A, C, E und B-Vitamine sorgen für Spannkraft und Elastizität der Haut. Auch unsere Haare profitieren von Brokkoli: Sie werden durch Selen, Zink, Kalzium, Eisen, Schwefel und Kieselsäure gestärkt. Brokkoli enthält übrigens auch viel Eiweiß und Ballaststoffe, sowie Omega-3-Fettsäuren.

Das enthaltene Vitamin C ist sehr hitzeempfindlich, daher sollte – auch zum Erhalt der anderen Nährstoffe – Brokkoli nur gedünstet, nicht gekocht werden.

Karotte

Beta-Carotin ist der sekundäre Pflanzenstoff in den Karotten und gleichzeitig ihr Namensgeber. Wir finden Carotinoide auch in anderem Gemüse, er ist generell für die orange bzw. gelb-orange Farbe verantwortlich. Beta-Carotin ist ein guter Sonnenschutz für unsere Haut und die Karotte enthält reichlich davon. Das Spannende dabei: Beta-Carotin ist die Vorstufe von Vitamin A, das unsere Haut durchfeuchtet und unser Haar kräftigt. In Karotten finden wir auch wichtige Mineralstoffe wie Kalium, Kalzium, Magnesium, Schwefel. Auch Vitamin C, E und B-Vitamine sind enthalten.

Beta-Carotin wird übrigens am besten aufgenommen, wenn es mit etwas Fett (wie zum Beispiel Olivenöl) verzehrt wird. Denn Vitamin A, das sich aus der Vorstufe Beta-Carotin bildet, ist fettlöslich. Ansonsten sind Karotten roh oder gekocht gleichermaßen gesund.

Knoblauch

Knoblauch hat durch seine gefäßerweiternde Eigenschaft eine positive Wirkung auf unser Haarwachstum, da die Durchblutung der Kopfhaut angeregt wird. Knoblauch enthält Alliin. Das ist eine Aminosäure, aus der beim Zerkleinern des Knoblauchs Allicin entsteht. Dieser Stoff ist zum einen für den typischen Geruch des Knoblauchs verantwortlich, zum anderen wirkt Allicin antientzündlich und antibakteriell. Davon profitiert natürlich auch die Haut, in der dieser Stoff durch die antientzündliche Wirkung klärend wirkt. Knoblauch hilft bei unreiner Haut und Pickel. Am meisten Nährstoffe entfaltet der Knoblauch übrigens, wenn er roh gegessen wird.

Kürbis

Der Kürbis hat eine lange Tradition. Vor 10 000 Jahren wurde er bereits in Südamerika angebaut, im 16. Jahrhundert kam er nach Europa.

Kürbis enthält reichlich die *Schönheitsvitamine* A und C. Carotinoide, also sekundäre Pflanzenstoffe, verleihen ihm die orange Farbe und wirken stark antioxidativ. Außerdem enthält dieses Gemüse auch Omega-3-Fettsäuren.

Die **Kürbiskerne** sind besonders wertvoll für unsere Haargesundheit: Sie enthalten neben den bereits genannten Vitaminen auch die Mineralstoffe Zink und Schwefel. Beide sind für den Aufbau kräftiger Haare wichtig. Das Kürbisgemüse eignet sich gut für verschiedene One-Pot oder Bowl-Rezepte. Und die Kürbiskerne sind neben Nüssen die beste Alternative zu ungesunden Knabbereien.

Paprika

Paprika, vor allem roter Paprika, enthält viel Vitamin C. Übrigens fast drei Mal so viel wie eine Orange. Vitamin C braucht unsere Haut und unser Bindegewebe zum Aufbau von Kollagen. Weiters enthält Paprika auch den für unsere Schönheit so wichtigen Mineralstoff Silizium: Dies sorgt für Straffheit der Haut und Festigkeit der Nägel, weil es die Strukturproteine Kollagen, Elastin und Keratin unterstützt. Im Paprika (wie auch in Chili) ist der sekundäre Pflanzenstoff Capsaicin enthalten. Es ist ein starkes Antioxidans (gegen freie Radikale) und wirkt durchblutungsfördernd.

Pilze

Pilze sind eigentlich eine eigene Gattung. Da sie aber wie Gemüse verarbeitet werden, führe ich sie in dieser Gruppe an.

Pilze stecken voller gesunder Nährstoffe für unsere Haut und Haare: reichlich Ballaststoffe, Proteine in Form wichtiger Aminosäuren, Vitamine und Mineralstoffe. Sie enthalten viel Vitamin D – ein Vitamin, das auf Grund der immer selteneren Sonnenexposition (Stichwort Büroarbeit in geschlossenen Räumen) bei fast allen Menschen im unteren Referenzbereich liegt. Kurz gesagt: Bei vielen von uns liegt ein Mangel an Vitamin D vor.

Vitamin D wird in der Haut durch den Einfluss der Sonne gebildet. Es ist nicht nur für den Knochenstoffwechsel, sondern für fast alle Stoffwechselvorgänge im Körper wichtig. Daher auch für die Regeneration unserer Haut und ganz besonders für die Stärkung der Haare. Es reicht nicht aus, Vitamin D mit der Nahrung zuzuführen (Aufenthalte im Freien sind das Beste), dennoch sollten wir diesen zusätzlichen Vorteil beim Verzehr von Pilzen nutzen. In Pilzen sind außerdem viele B-Vitamine enthalten, das wirkt positiv auf unsere Nerven. Champignons zählen übrigens zu den gesündesten Pilzen. Auf die Herkunft ist zu achten, damit keine Schwermetallbelastung vorliegt.

Radieschen

Radieschen kräftigen Haut und Haare. Verantwortlich dafür ist ihr hoher Vitamin-C-Gehalt und auch Silizium und Schwefel – beide sind an der Bildung der Strukturproteine Kollagen und Elastin beteiligt. Die Knolle des Radieschens enthält weitere Haut- und Haare-Booster: Magnesium, Kalium, Kalzium, Eisen, B-Vitamine. Ideal eignen sich Radieschen in der Zubereitung für den Salat.

Salatgurke

Salatgurken enthalten viel Wasser. Außerdem viele B-Vitamine, die vor allem für ein stabiles Nervensystem wichtig sind. Zudem Kalium, Kalzium, Eisen und Magnesium. Die Kieselerde in der Gurkenschale wirkt sich sehr positiv auf das Wachstum von Haaren und Nägeln aus. Man sollte die Gurke also nicht schälen, sondern die Schale mitessen. Daher unbedingt auf Bio-Qualität achten!

Das Fleisch der Gurke enthält viel Vitamin C. Außerdem enthält die Salatgurke Kaffeesäure, eine Phenolsäure mit hautberuhigenden und entzündungshemmenden Eigenschaften. Kaffeesäure kommt in vielen Obstarten und im Kaffee vor. Deshalb nimmt man Gurkenscheiben gern gegen Schwellungen an den Augenlidern.

Spinatblätter

Spinatblätter enthalten viel Wasser, Vitamin C, Folsäure (gehört zur Gruppe der B-Vitamine – wichtig für die Zellteilung) und Magnesium. Spinat enthält viele andere Mineralstoffe wie Zink, Selen, Mangan, Kalzium – diese Stoffe sind bei Haarausfall oft zu wenig vorhanden. Außerdem enthält Spinat Carotinoide, also sekundäre Pflanzenstoffe, die die Haut vor oxidativem Stress schützen. Junger Spinat enthält zudem Coenzym Q10: Dieses leistet als Antioxidans einen wichtigen Beitrag gegen vorzeitige Hautalterung. Es schützt vor Hautschäden, die durch UV-Strahlung hervorgerufen wurden.

Besonders gut für die Haut: Spinat enthält viel Beta-Carotin (auch Provitamin A genannt), das in der Haut zu Vitamin A umgewandelt wird. Vitamin A (auch Retinol genannt) ist wichtig für die Elastizität und den Aufbau der Haut. Neben Aminosäuren enthält Spinat auch viele Ballaststoffe. Für den besten Nährstoffgehalt soll man ihn roh essen oder leicht dünsten.

Tomate

Die Tomate wurde ursprünglich in Südamerika kultiviert, die Azteken haben sie auch als Heilpflanze verwendet. Der Anbau in unseren Breiten geht auf die spanischen Eroberer zurück, sie brachten die Tomate zusammen mit der Kartoffel nach Europa.

Tomaten sind (freilich zusätzlich zur Sonnencreme) ein natürlicher Sonnenschutz für die Haut. Denn die freien Radikale, die durch das Sonnenlicht entstehen, werden durch die sekundären Pflanzenstoffe, allen voran dem Lycopin, deaktiviert. Tomaten kurbeln die körpereigene Fettverbrennung an. Sie schützen vor dem Einfluss freier Radikale, die die Haut altern lassen.

Das Lycopin entfaltet seine volle Wirkung, wenn die Tomate zerkleinert und erhitzt wird. Denn das Lycopin steckt in den Pflanzenfasern. Lycopin ist außerdem fettlöslich, es braucht also Fett, um vom Körper aufgenommen zu werden – am besten mit einem kleinen Schuss Olivenöl. Übrigens schützt Lycopin auch vor Arteriosklerose und damit koronaren Herzerkrankungen.

Außerdem enthalten: Provitamin A, B-Vitamine, Kalium und Tryptophan – dieses wird zum Glückshormon Serotonin umgewandelt.

Man könnte also sagen: Tomaten machen glücklich.

Tomaten sollten nicht im Kühlschrank gelagert werden, denn sie verlieren dadurch ihr Aroma und verderben schneller. Am besten luftig und trocken lagern, aber nicht zusammen mit anderen Lebensmitteln, denn die Tomate versprüht das Reifegas Ethylen und lässt andere Lebensmittel neben sich schneller verderben.

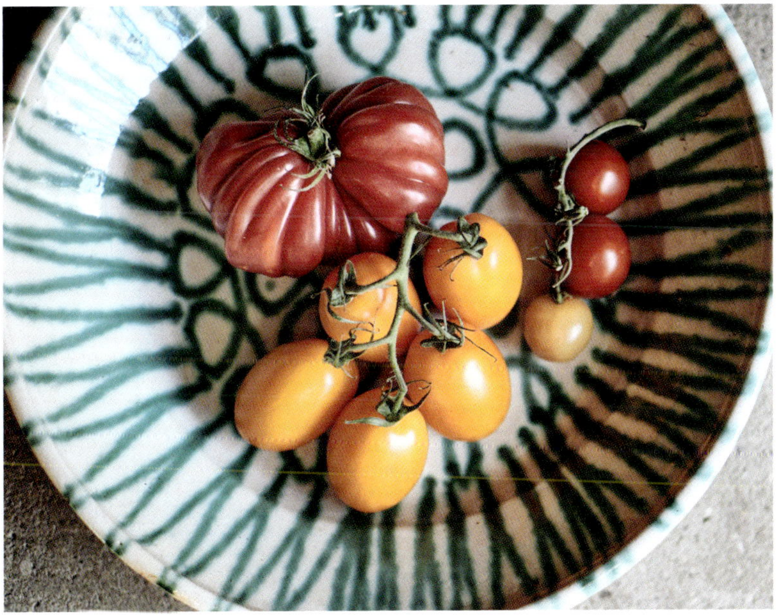

Zitronen

Zitronen schmecken sauer, sind aber basisch. Es ist verblüffend, dass die Zitrone entsäuernd wirkt. Das kommt nicht nur der Leber, sondern auch dem Bindegewebe zugute. Sie unterstützt uns beim Kampf gegen Cellulite. Aber die Zitrone hat noch mehr auf Lager. Denn sie enthält viel Vitamin C, sowie die Mineralstoffe Kalium, Kalzium und Magnesium. Diesen begegnen wir immer wieder bei Nahrungsmitteln, die Haut und Haare stärken. Zitronen helfen Giftstoffe auszuscheiden und unterstützen die Verdauung. Deshalb sind sie ein wichtiges begleitendes Mittel, um abzunehmen. Die Haut wird durch Zitronen klarer und sie hilft daher auch bei Akne.

Zitronen wirken stark antientzündlich und verjüngen unsere Haut. Daher sind sie neben dem Leinöl Teil des Morgenrituals unseres Ernährungskonzeptes (siehe Seite 208).

Mein Tipp: Kochen Sie morgens Wasser ab, geben Sie dieses in eine Tasse und lassen Sie das Wasser abkühlen, bis es lauwarm ist. Pressen Sie dann eine halbe Zitrone in die Tasse und trinken Sie diese.

Zwiebel

Die Zwiebel enthält zahlreiche *Schönheits-Mineralstoffe* für Haut und Haare, wie Kalzium, Magnesium, Zink, Eisen- und insbesondere auch Schwefelverbindungen. Letztere wirken stark gegen Haarausfall. Außerdem sind in der Zwiebel Vitamin A und C sowie einige B-Vitamine enthalten. Vitamin B1 (Thiamin) wirkt gegen Hautunreinheiten und Vitamin B7 / Vitamin H (Biotin) fördert die Hautregeneration.

Übrigens gibt es eine Erklärung dafür, warum man beim Zwiebelschneiden tränende Augen bekommt: Die Zwiebel enthält eine Aminosäure (Iso-Alliin), die beim Schneiden der Zwiebel mit einem Enzym in Kontakt tritt, das durch das Zerkleinern frei wird. Dieser Kontakt verursacht ein reizendes Gas, das beim Verdunsten in unseren Augen brennt. Aus der Aminosäure Alliin entsteht beim Zerkleinern wie beim Knoblauch das Allicin mit seiner antientzündlichen und antibakteriellen Eigenschaft. Die Zwiebel ist übrigens das Gemüse, das am meisten Quercetin enthält. Dieser sekundäre Pflanzenstoff ist ein starkes Antioxidans, das neben seiner entzündungshemmenden Wirkung auch schützend für unser Herz-Kreislaufsystem ist.

Reich an Kohlenhydraten sind:

Gerste, Hirse, Quinoa, Reis, Süßkartoffeln

Wir benötigen Kohlenhydrate für die Energiegewinnung. Dabei bevorzugen wir komplexe Kohlenhydrate, da sie langsamer aufgespalten werden und länger satt machen. Außerdem enthalten sie viele Nährstoffe und Ballaststoffe.

Hirse

Hirse zählt zur Familie der Süßgräser und ist ein echtes Getreide. Es ist die älteste Getreideart und wurde vor 10 000 Jahren in Ostasien kultiviert. Hirse ist glutenfrei und eignet sich für Menschen mit Glutenunverträglichkeit. Außerdem ist es sehr gut für unser Bindegewebe: Es enthält viel pflanzliches Eiweiß und gut verdauliche Kohlenhydrate. Besonders die Kieselsäure ist gut für das Bindegewebe, Magnesium sorgt für feste Haut und Haare. Phosphor sorgt für Energie und steigert die Fettverbrennung. Neben den Mineralstoffen enthält Hirse auch viel B-Vitamine und Vitamin E.

Wichtig: Hirse wirkt basisch! Es ist eine Alternative zu Quinoa und sowohl süß als auch salzig zuzubereiten. Dabei wird Hirse wie Reis gekocht.

Pseudogetreide

Pseudogetreide werden in der Küche wie echtes Getreide verwendet. Botanisch handelt sich nicht um Süßgräser, sondern um Körner anderer Pflanzenarten.

Zu den Pseudogetreiden zählen Quinoa, Buchweizen, Amaranth. Das Spannende daran: Diese drei Vertreter stehen sowohl in der Rubrik *Kohlenhydrate* als auch in der Rubrik *Proteine*. Sie weisen tatsächlich ein vollständiges Aminosäuremuster auf und enthalten daher hochwertiges Eiweiß. Nur wenige pflanzliche Lebensmittel bieten wie Fleisch ein vollständiges Aminosäuremuster: das heißt, alle acht essenziellen Aminosäuren sind enthalten.

Quinoa

Quinoa wird bereits seit 5 000 Jahren angebaut. Der Ursprung liegt in den Andenstaaten (Bolivien, Ecuador, Peru). Quinoa ist im Anbau sehr anspruchslos und kommt ohne Herbizide, Pestizide und künstliche Bewässerung aus. Quinoa besticht durch seinen Nährstoffreichtum. Es liefert ein vollständiges Aminosäureprofil und ist damit einer der besten pflanzlichen Eiweißlieferanten. Besonders die Aminosäure Lysin ist reichlich vertreten. Diese ist für Wachstum und Reparatur von Gewebe wichtig. Unter den Kohlenhydraten ist Quinoa am nahrhaftesten: Es liefert mehr Mineralstoffe und Spurenelemente als zum Beispiel Weizen. Kalzium, Phosphor, Magnesium, Kalium, Eisen und Zink sind reichlich vertreten. Der hohe Anteil an Ballaststoffen hält lange satt und reinigt den Darm, Giftstoffe werden ausgeschieden. Quinoa eignet sich hervorragend für Menschen mit Glutenunverträglichkeit, denn es ist glutenfrei.

Übrigens: Quinoakörner werden wie Reis in Wasser im Verhältnis 2:1 gegart. Also zwei Tassen Wasser und eine Tasse Quinoa. Die Garzeit sollte nicht länger als 10-15 Minuten betragen, sonst gehen die Nährstoffe verloren.

Süßkartoffel

Die wichtigsten Kohlenhydratlieferanten aus den Knollengewächsen sind die Kartoffel und die Süßkartoffel. Beide enthalten viele Nährstoffe wie Kalzium und Magnesium.

Die Süßkartoffel enthält allerdings mehr Vitamin C und die sekundären Pflanzenstoffe Carotinoide, die auch für die orange Farbe der Süßkartoffel verantwortlich sind. Sie hat einen niedrigeren glykämischen Index und hält damit länger satt als die Kartoffel. Zudem enthält sie mehr Ballaststoffe. Zellschädigende Radikale werden durch die Kombination von Vitamin C und Vitamin A, beides in der Süßkartoffel reichlich enthalten, ausgeschaltet.

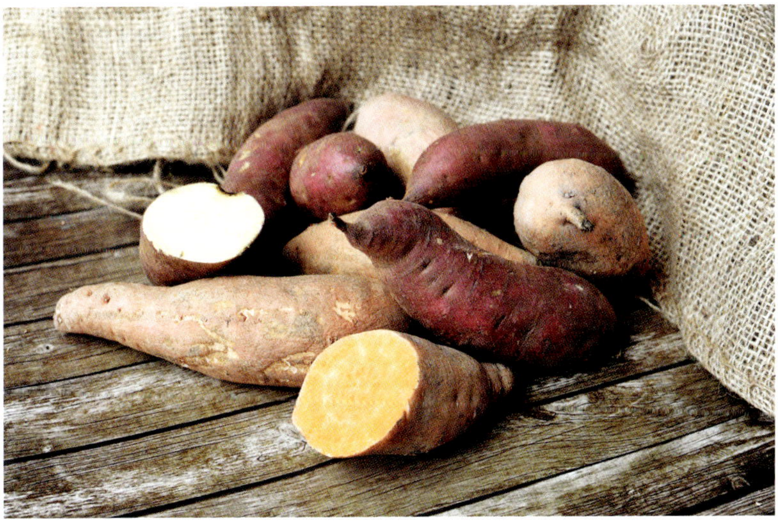

Reich an Proteinen sind:

Fleisch, Hülsenfrüchte (Bohnen, Sojabohnen, Kichererbsen, Linsen), Naturjoghurt, Schaf- oder Ziegenkäse, Tofu

Hülsenfrüchte

Hülsenfrüchte sind Pflanzensamen, die in einer Hülse heranreifen: Bohnen, Sojabohnen, Erbsen, Kichererbsen, Linsen. Sie sind in doppeltem Sinn ideal für uns, denn einerseits machen ihre Kohlenhydrate nicht dick, weil sie lange sättigen und ein guter Teil nicht verstoffwechselt wird, andererseits sind sie auf Grund ihres hohen Proteinanteils die wichtigsten pflanzlichen Eiweißlieferanten.

Linsen

Linsen wurden bereits vor 10 000 Jahren angebaut und zählen damit zu den ältesten Kulturarten. Sie enthalten viel Eiweiß, Ballaststoffe und sekundäre Pflanzenstoffe.

Werden Linsen mit Reis kombiniert, erhalten wir ein vollständiges Aminosäuremuster. Den Linsen fehlen nämlich zwei: Methionin und Cystein.

Linsen enthalten viel Eisen, das den Transport von Sauerstoff im Blut unterstützt. Außerdem beinhalten Linsen viel Zink, Mangan und Kupfer. Ein Zinkmangel ist häufig eine Ursache für Haarausfall. Mangan und Kupfer schützen die Haut vor oxidativem Stress und sind damit für den Aufbau des Bindegewebes wichtig. Linsen sind sehr eiweißreich, rote Linsen haben übrigens am meisten davon. Ungeschälte Linsen müssen vor der Zubereitung über Nacht eingeweicht werden, geschälte Linsen können gleich gekocht werden.

Feta

Feta ist laut EU-Verordnung nur dann als Bezeichnung erlaubt, wenn die Milch von Schafen kommt, die in Griechenland weiden. Feta wird in Salzlake gereift. Sonst sind Feta und Schafkäse gleichwertig.

Es dürfen in Feta übrigens bis 30 % Ziegenmilch enthalten sein (denn Schafe geben nicht immer gleich viel Milch). Natürlich gibt es diesen Schafkäse auch aus anderen Ländern, nur eben nicht mit der Bezeichnung *Feta*. Der Käse aus Schafmilch enthält viel Kalzium und Zink (gut für Haut und Haare), ist kohlenhydratarm und eiweißreich. Außerdem hat er einen niedrigen glykämischen Index. Joghurt aus Schafmilch ist übrigens auch ein guter Proteinlieferant und gerade für Frühstücks-Bowls sehr zu empfehlen.

Ziegenkäse

Wir verdauen Ziegenmilch besser als Kuhmilch. Denn unsere Körperenzyme ähneln denen von Ziegen mehr als von Kühen. Wer also Käse gerne mag, sollte lieber auf Schaf- oder Ziegenkäse zurückgreifen, als auf Kuhmilchprodukte.

Ziegenkäse verleiht vielen Rezepten mit Gemüse oder Salat das Extra an Geschmack. Vor allem wenn er dazu im Rohr leicht angebräunt wird. Ziegenkäse ist wie Schafkäse ein guter Eiweißlieferant.

Reich an gesunden Fetten sind:

Avocado, Fisch, Leinöl, Leinsamen, Mandeln, Olivenöl, Walnüsse

Unter gesunden Fetten verstehen wir solche, die antientzündlich wirken.

Fisch

Fisch enthält viel Protein und Omega-3-Fettsäuren. Die meisten Omega-3-Fettsäuren enthalten fette Meeresfische wie Lachs, Makrele oder Thunfisch. Allerdings wissen wir als Konsumenten oft zu wenig über die Fangbedingungen; auch Schwermetallbelastung, allen voran Quecksilber, kann gesundheitsschädigend sein. Fisch ist zwar gesund, enthält Jod und Vitamin D, allerdings sollte man im Idealfall bei einer Biofischzucht aus der Region kaufen.

Mein Tipp: Der WWF informiert sehr ausführlich, welcher Fisch eine geringe Schwermetallbelastung aufweist und wo der Fischfang nachhaltig betrieben wird. Informieren Sie sich auch in Ihrer Umgebung, ob Sie regionalen Fisch aus einer Bio-Zucht kaufen können. Auch der heimische Fisch enthält – wenn auch in etwas geringerer Menge – Omega-3-Fettsäuren.

Leinsamenöl

Dieses wertvolle Öl gehört zu den gesündesten Ölen überhaupt. Es ist so gesund, dass ich in meinem Ernährungskonzept empfehle, jeden Morgen auf nüchternen Magen einen Esslöffel Bio-Leinöl zu sich zu nehmen. Das aus Leinsamen durch Kaltpressung gewonnene Öl enthält besonders viel Omega-3-Fettsäuren, vor allem die wichtige Alpha-Linolensäure. Dieser Stoff, den der Körper nicht selbst herstellen kann, ist in der Lage, den Cholesterinspiegel zu senken. Die antientzündliche Wirkung kommt Haut und Haaren zugute. Die Omega-3-Fettsäuren wirken gegen Haarausfall und halten die Haut und Nägel geschmeidig.

Dabei sollte es im Kühlschrank gelagert und innerhalb von 4 bis 6 Wochen aufgebraucht werden. Leinöl kann auch gut für Salate verwendet werden.

Achtung: Leinöl eignet sich nur für den Gebrauch in der kalten Küche, es sollte nicht erhitzt werden, denn dann entstehen gesundheitsschädigende Stoffe.

Olivenöl

Das Olivenöl gibt es in insgesamt acht Qualitätsstufen, wobei für unser Ernährungskonzept nur die ersten zwei interessant sind: Nativ (*vergine*) und Extra nativ (*extra vergine*). *Nativ* bedeutet naturbelassen und *extra* bedeutet, dass nur Oliven höchster Qualitätsstufe verwendet werden. Die Oliven werden dabei direkt vom Baum gepflückt und innerhalb weniger Stunden gepresst. Dies erfolgt im mechanischen Verfahren mit einer Höchsttemperatur unter 28 Grad, weshalb der Zusatz *kalt gepresst* auf den Etiketten steht. Durch diese schonende Pressung bleiben Aroma und Nährstoffe am besten erhalten.

Das Interessante ist: Olivenöl enthält eher wenig Omega-3-Fettsäuren. Dafür aber reichlich Polyphenole, also sekundäre Pflanzenstoffe und die Ölsäure, welche den Cholesterinspiegel senken kann. Außerdem ist Olivenöl reich an den Vitaminen K und E. Wie bereits früher erwähnt, unterstützt Vitamin E die Barrierefunktion der Haut und kräftigt die Haarwurzeln.

Am besten verwenden Sie Olivenöl bei Zimmertemperatur. Das Lycopin der Tomate wird ideal in Kombination mit Olivenöl aufgenommen.

Mein Tipp: Toasten Sie ein Vollkornbrot, schneiden Sie Tomaten zu kleinen Würfeln und träufeln Sie Olivenöl darüber, auch eine Brise Meersalz für den Geschmack.

Zum Kochen ist Olivenöl nicht geeignet. Denn erstens gehen durch Erhitzen wichtige Nährstoffe verloren und zweitens entstehen ab dem Rauchpunkt (liegt bei 180 Grad) schädliche Nebenprodukte wie Acrolein, das krebserregend ist. Zum Braten bei höheren Temperaturen eignet sich besser raffiniertes Maiskeimöl.

Walnüsse

Walnüsse enthalten unter den Nüssen am meisten Omega-3-Fettsäuren. Außerdem auch viel Vitamin E. Walnüsse halten also unsere Haut geschmeidig und beugen Trockenheit und Falten vor. Die Omega-3-Fettsäuren und Vitamin E wirken zudem stark entzündungshemmend. Vitamin E ist außerdem ein starkes Antioxidans und wirkt gegen freie Radikale. Walnüsse enthalten zudem Proteine und Ballaststoffe.

Empfehlenswerte Kräuter und Gewürze

Ingwer, Kurkuma, Minze, Paprika/Chili, Petersilie, Zimt

Ingwer

Auch Ingwer wirkt stark antientzündlich. Ingwer verbessert die Blutzirkulation der Kopfhaut und wirkt daher gegen Haarausfall.

Ingwer gibt es als Pulver oder als ganze Wurzel. Diese kann roh gerieben oder in Scheiben geschnitten werden.

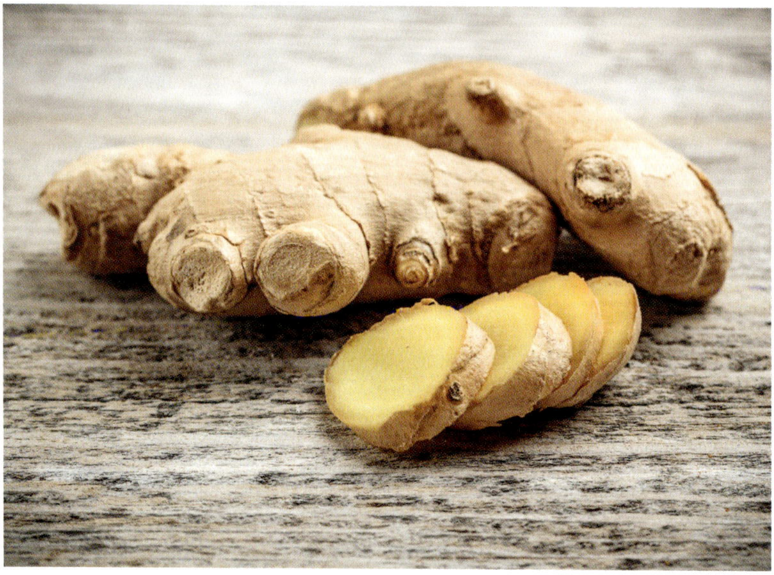

Kurkuma

Kurkuma, auch Gelbwurz genannt, ist ein Gewürz aus der indischen und asiatischen Küche. Kurkuma gehört zu den Top-Gewürzen für eine gesunde Haut und festes Haar, denn es wirkt stark antientzündlich. Der sekundäre Pflanzenstoff darin heißt Curcumin. In der Leber wirkt Kurkuma unterstützend bei der Entgiftung, was natürlich auch unserer Haut zugutekommt.

Mein Tipp für die Küche: Verwenden Sie das Pulver zum Würzen von warmen Speisen. Kurkuma sollte nicht gekocht werden, das mindert seine Wirkung.

Zimt

Auch Zimt reiht sich in die entzündungshemmenden Gewürze ein. Zimt ist reich an Antioxidantien, die helfen können, Zellschäden durch freie Radikale zu reduzieren und Entzündungen im Körper zu bekämpfen.

Empfehlenswerte Getränke

Grüntee

Grüntee enthält Polyphenole, die antioxidativ und entzündungshemmend wirken. Sie reduzieren Schäden in der Haut, die durch UV-Strahlen entstehen. Dadurch wird auch der Faltenbildung vorgebeugt. Immer wieder einmal eine Tasse Grüntee zu genießen ist also durchaus empfehlenswert.

Wasser mit Zitrone

Wer morgens bereits den Tag mit Zitronenwasser beginnt, beschleunigt den Stoffwechsel. Das wirkt zum einen entschlackend und zum anderen hilft Zitronenwasser beim Abnehmen. Aber auch unsere Haut und Haare profitieren davon, denn die Zitrone steckt voller Vitamin C und dieses schützt Haut und Haare vor vorzeitiger Alterung.

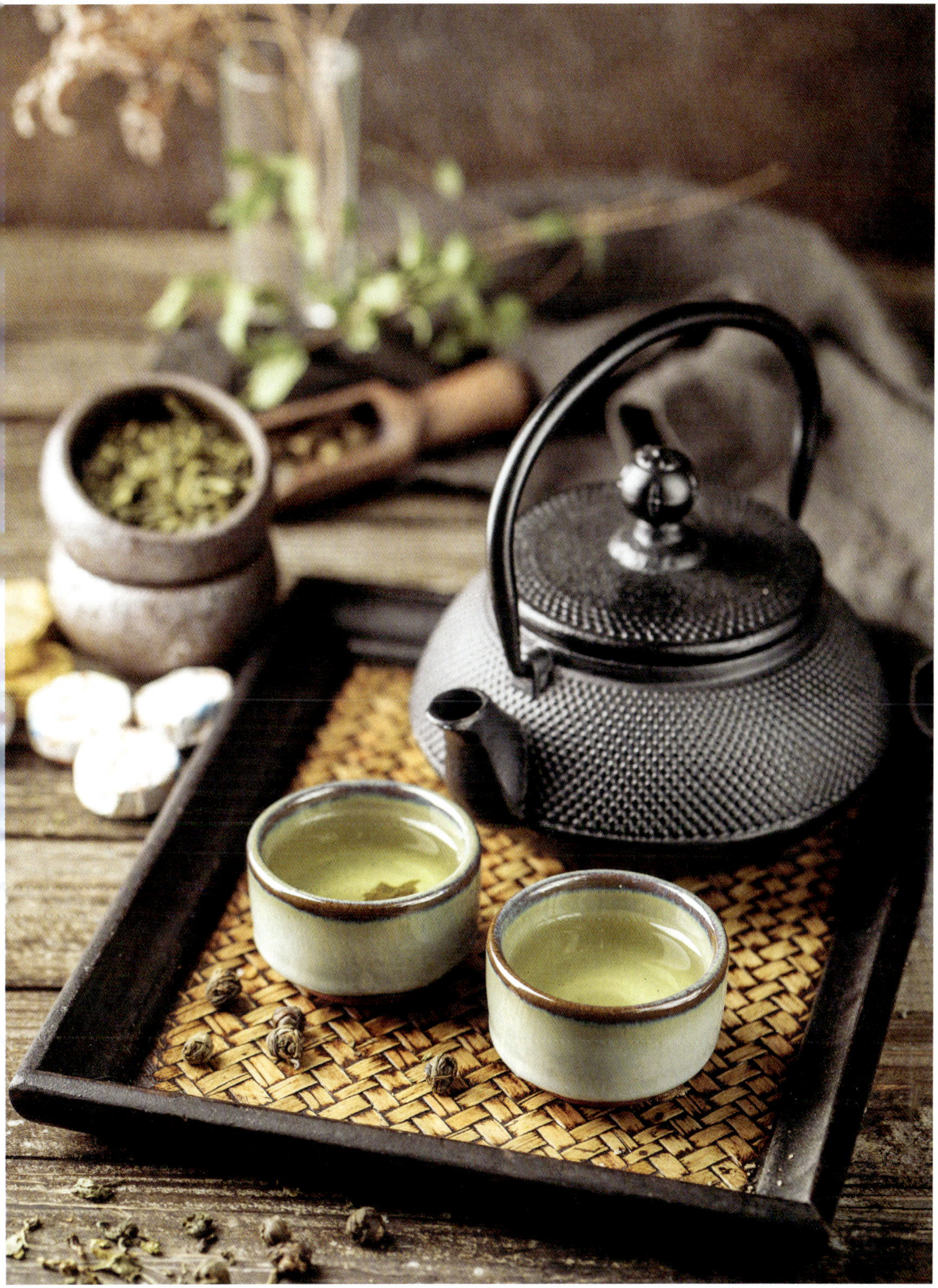

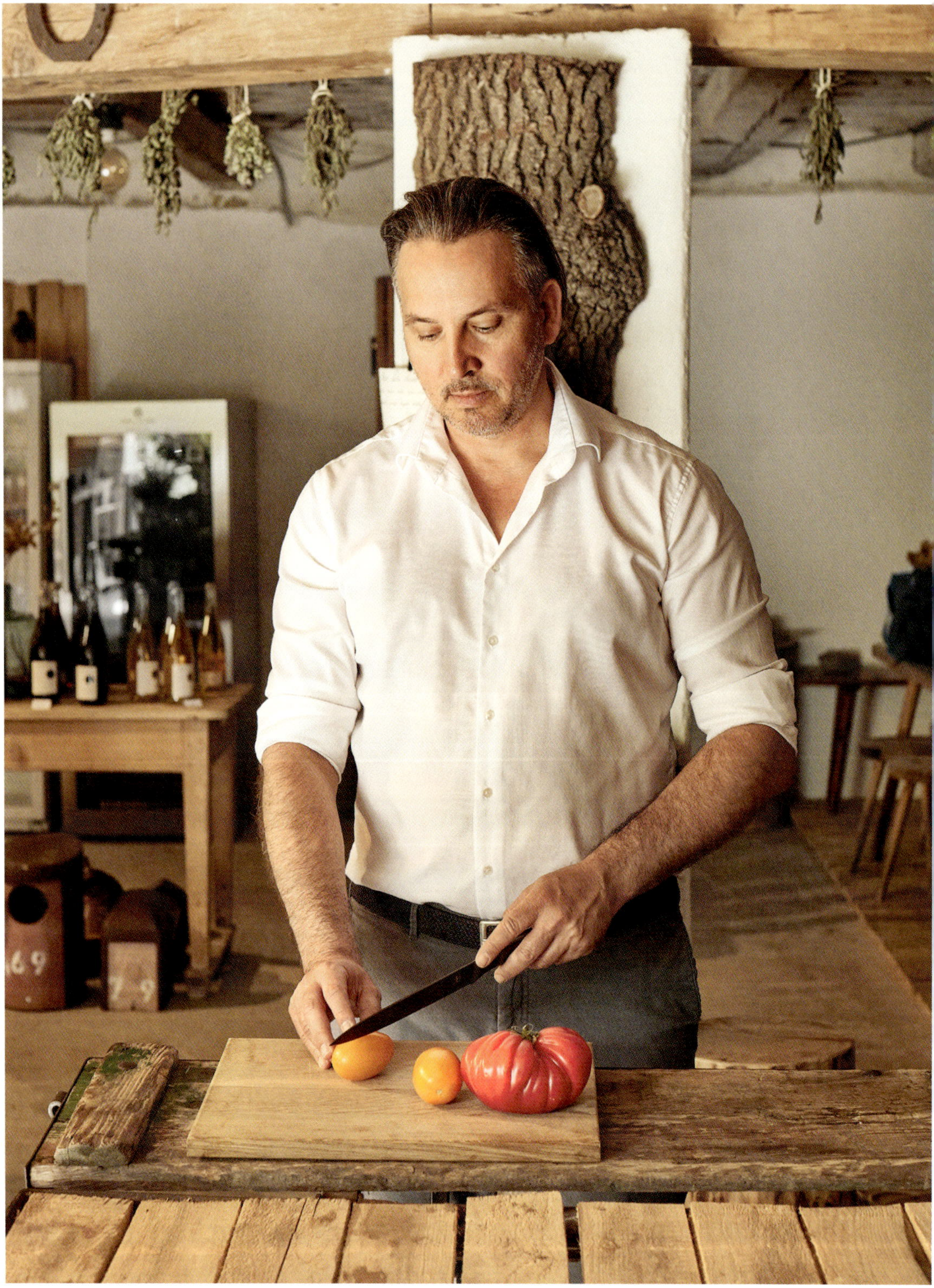

Unser Konzept im Alltag

Was wir bereits wissen: Unser Konzept kennt keine Verbote und keine in sich geschlossene Zeiteinheit. Es ist keine Diät und die hier vorgestellten Lebensmittel sind nur eine Auswahl dessen, was Sie essen können. Natürlich sollten Sie auch gesunde Lebensmittel verzehren, die nicht explizit erwähnt wurden, gerade bei der Auswahl des Gemüses können Sie sich austoben und variieren. Auch bei den Kohlenhydraten oder Proteinen gibt es gute Alternativen. Aber Sie sollten darauf achten, dass Sie immer wieder aus dem erwähnten Repertoire wählen, denn es handelt sich dabei um Lebensmittel, die eben in besonderem Maße für gesunde Haut und Haare sorgen.

Ein wichtiger Aspekt in der Alltagstauglichkeit des Konzeptes ist, dass wir lernen, unser Essen zu analysieren. Dafür brauchen Sie kein Experte zu sein und diese Analyse erfolgt in Sekundenschnelle. Alles, was wir essen, sollten wir vorab einer Frage unterziehen:

> *Wie weit ist das Essen von seinem Ursprungszustand entfernt?*

Damit analysieren Sie automatisch, wie hoch der Grad der Verarbeitung eines Lebensmittels ist.

Es gilt: Je niedriger, desto besser. Frisches Gemüse und Obst sind sehr nahe an ihrem Ursprung. Ein Keks wiederum ist hochverarbeitet und weit weg von seinem Ursprung. Nahe an ihrem Ursprung ist zum Beispiel Fleisch, das wir in einem Betrieb mit *Gesicht* kaufen. Ein Beispiel für Fleisch, das weit weg von seinem Ursprung ist, ist Hühner-Nuggets. Sie bestehen aus Formfleisch. Je näher ein Lebensmittel an seiner Ursprungsform ist, desto frischer ist es auch.

Die zweite Frage in dieser Analyse sollte sein:

> *Ist der Geschmack ursprünglich oder künstlich verändert?*

Wir sollten Essen bevorzugen, das ohne zusätzliche Aromen auskommt. Erstens verfälschen Aromen den eigentlichen Geschmack des Lebensmittels und zweitens enthalten sie (auch die *natürlichen* Aromen) Zusatzstoffe, die gesundheitsschädigend sein können. Außerdem sind Aromen an sich hochverarbeitet und daher für unser Ernährungskonzept ungeeignet.

Ein Beispiel dafür ist Erdbeerjoghurt: Wenn Sie Erdbeeren in ein Naturjoghurt schneiden, sind Sie nahe am Ursprung. Wenn Sie ein Erdbeerjoghurt kaufen, machen vor allem die Aromen den Erdbeergeschmack aus. Dieses Joghurt ist weit weg vom Ursprung.

Diese kurze Analyse sollten wir in unserem Alltag verinnerlichen. Und natürlich auch die wichtige Frage, die wir uns nach dem Essen stellen sollten: **Wie fühlst du dich?**
Antwort A: Leicht und zufrieden
Antwort B: Schwer und voll

Ich versichere Ihnen: Allein mit diesen beiden Analysefragen vor dem Essen und der Wohlfühl-Frage nach dem Essen, werden Sie sich viel gesünder ernähren.

> ***Es geht dabei um eine laufende Bewusstmachung dessen, was wir essen. Und letztlich um mehr Achtsamkeit für unsere Lebensmittel.***

In aller Kürze

Wie Sie sicherlich bemerkt haben, habe ich des Öfteren Elemente aus dem Konzept wiederholt. Mein Ziel dabei ist, dass Sie bereits beim Lesen große Teile des Konzeptes verinnerlichen.
Nun folgt in aller Kürze das Wesentliche in Schlagworten:

- Start in den Tag: 1 Esslöffel Leinöl und Zitronenwasser
- Bei jeder Mahlzeit: Analysefragen: hochverarbeitet oder nicht? Aromatisch verändert?
- Nach jeder Mahlzeit: Wohlfühlfrage: leicht und zufrieden oder schwer und voll?
- Weitgehender Verzicht auf hochverarbeitete Lebensmittel.
- Reduzierung von Fleischkonsum auf 2 bis maximal 3 Mal pro Woche.
- Sündigen erlaubt! Dennoch auf Qualität und Herkunft achten.
- Alltagsessen und Feiertagsessen: im Alltag sehr gesund ernähren und sich ab und zu etwas *gönnen*.
- Essen muss Freude machen: gesundes Essen soll gut schmecken, Essen in Gesellschaft macht mehr Freude.
- Jeden Tag Obst und Gemüse.
- Je bunter das Gemüse, desto besser (sekundäre Pflanzenstoffe)

- Beeren sind das beste Obst.
- Bei Obst und Gemüse immer auf Bio achten
- Körperflüstern: Der Körper sagt uns, was wir brauchen, wenn er an gesunde Lebensmittel gewöhnt ist.
- Industriezucker meiden: kein Zucker in den Tee oder Kaffee. Tee mit Honig oder Agavendicksaft oder pur trinken. Kaffee schwarz und ohne Zucker (dann ist Kaffee, in Maßen genossen, gesund).
- Mehlspeisen, Kuchen, Torten etc. meiden – ab und zu ist *sündigen* okay. Was wäre ein Geburtstag oder Kaffeehausbesuch ohne Torte?
- Keine Tiefkühlpizza oder Fertigsuppen.
- Sooft es geht, Produkte mit Gesicht kaufen: Bevorzugen Sie Lebensmittel, die *ein Gesicht haben*, Sie den Produzenten.
- Gesunde Knabbereien: eine Handvoll (nicht mehr!) Nüsse statt Chips & Co.
- Täglich mindestens 2 Liter Wasser.
- Verzicht auf Sirup, Fruchtsäfte oder Wasser mit *Geschmack* aus dem Supermarkt: Hier ist oft viel Zucker enthalten.

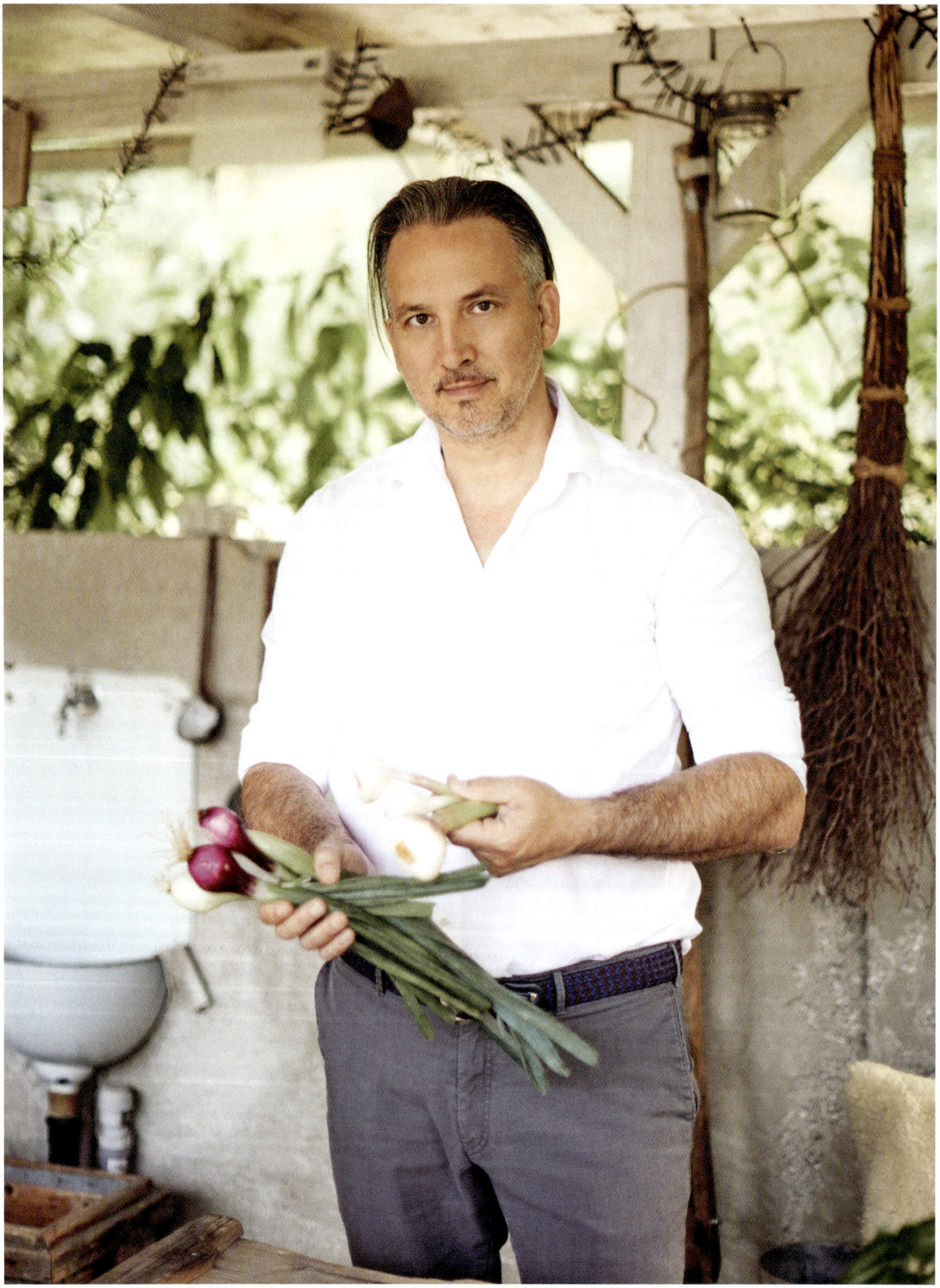

Der Baukasten

Der Baukasten für einfache Rezepte

Die verschiedenen Lebensmittelgruppen können nun nach Belieben miteinander kombiniert werden. Unser Ziel ist es, eine möglichst hohe Nährstoffdichte für unsere Haut, Haare und Gewebe zu bekommen. Das erreichen wir einerseits durch die spezifischen sekundären Pflanzenstoffe, anderseits durch die Vitamine und ihre Kombination: Im Idealfall werden Vitamin A, C, und E zusammen aufgenommen. Dadurch entsteht der höchste Schutz gegen freie Radikale.

Aus diesem Pool an Lebensmitteln sollten Sie Ihre Alltagsnahrung gestalten. Es handelt sich dabei um eine Auswahl der wichtigsten Lebensmittel. Sie können diesen Pool natürlich beliebig erweitern, solange das Gericht folgende Kriterien erfüllt: antientzündlich, viel basisch, möglichst vollständiges Aminosäuremuster und möglichst unverarbeitet.

Wir unterteilen die wichtigsten Lebensmittel aus dem Ernährungskonzept in Gruppen von A bis E.

Gruppe A	**Gemüse:** Auberginen, Blumenkohl, Brokkoli, Karotten, Kürbis und Kürbiskerne, Rucola, Salat, Salatgurken, Spargel, Spinatblätter, Tomaten, Zucchini **Pilze** **Obst:** Äpfel, Blaubeeren, Brombeeren, Zitronen
Gruppe B	**Komplexe Kohlenhydrate:** Gerste, Hirse, Quinoa, Reis, Süßkartoffeln
Gruppe C	**Hülsenfrüchte:** Bohnen, Kichererbsen, Linsen, Sojabohnen, Tofu **Proteine:** Hühnerfleisch, Naturjoghurt, Rindfleisch, Schafkäse, Ziegenkäse
Gruppe D	**Gewürze und Würzgemüse:** Basilikum, Chili, Knoblauch, Koriander, Kresse, Kurkuma, Petersilie, Zimt, Zwiebeln
Gruppe E	**Gesunde Fette:** Avocado, Fisch, Kürbiskernöl, Leinöl, Leinsamen, Mandeln, Olivenöl, Walnüsse

Beispiele für unsere Baukastenrezepte:

- Sie können nun Mahlzeiten zusammensetzen, indem Sie aus jeder Gruppe zumindest ein Lebensmittel wählen.
- Die Kombinationen eignen sich für Bowl- oder One-Tray-Rezepte. Zur Erinnerung: Beim **Bowl-Rezept** geben Sie alle Zutaten gekocht oder roh in eine Schüssel, aus der Sie anschließend essen.
- Beim **One-Tray-Rezept** geben Sie alle Zutaten auf ein Backblech und schieben es in den Ofen (180 Grad, ca. 30–45 Minuten).
- Die Speisen können nach Belieben mit Salz, Pfeffer, Gewürzen, Kräutern oder Dressings gewürzt werden.
- Bitte Obst und Gemüse vorher immer gut waschen. Ich empfehle Ihnen zudem, unbedingt auf Bio-Obst oder Bio-Gemüse zurückzugreifen, achten Sie auch auf Saisonalität und Regionalität.

Ein gutes Basis-Dressing für Bowls:

- Olivenöl oder Leinöl
- etwas Salz
- etwas Zitronensaft
- etwas Senf
- frische klein gehackte Kräuter
- Honig oder Agavendicksaft

Bei den Backblechrezepten verwende ich gerne Olivenöl, weil es den Geschmack verbessert. Olivenöl sollten Sie jedoch sonst nicht zum Braten oder Kochen verwenden, da hier Temperaturen erreicht werden, bei denen erstens wertvolle Inhaltsstoffe verloren gehen, zweitens krebserregende Stoffe entstehen. Bei einer Backrohrtemperatur von 180 Grad erreichen die Lebensmittel selbst maximal eine Temperatur von 150 Grad und liegen damit klar unter dem Rauchpunkt! Deshalb ist es unbedenklich, Backblechrezepte mit Olivenöl zu machen. Allerdings sollte unbedingt die Temperaturobergrenze von 180 Grad eingehalten werden. Wer eine höhere Temperatur beim Backen bevorzugt, sollte das Olivenöl erst nach dem Backen darüberträufeln.

Klar ist auch, dass Ihr Alltagsessen nicht nur aus Backblech- oder Bowl-Rezepten bestehen kann. Sie würden sich zu schnell *abessen*. Die Rezepte sind jedoch vor allem für jene gedacht, die wenig Zeit haben, aufwendiger zu kochen. Oder eben nicht wirklich kochen können. Sie bieten die Möglichkeit, sich einfach und schnell gesund zu ernähren. Wer aus diesen Lebensmitteln aufwendigere Gerichte zaubern kann, nur zu!

Achten Sie bei Ihrem Alltagsessen generell auf folgende Zusammensetzung: viele sekundäre Pflanzenstoffe (viel buntes Gemüse), komplexe Kohlenhydrate, hochwertiges Eiweiß, gesunde Fette. Und verwenden Sie bitte Lebensmittel nah am Ursprung, also solche, die nicht stark verarbeitet sind.

Frühstücks-Bowl

Baukasten:

A: Blaubeeren, Brombeeren

B: Hirse

C: Naturjoghurt (aus Schafmilch oder Kuhmilch)

D: Zimt

E: Walnüsse, Leinsamenöl

Zubereitung:

- Hirse in Milch (1:4) für ca. 20 Minuten köcheln. Eine Prise Zimt, eine Prise Salz und etwas Honig dazugeben, alles quellen lassen.
- Blaubeeren und Brombeeren waschen.
- In einer Schüssel anrichten: die gekochte Hirse, Naturjoghurt dazugeben, Blaubeeren und Brombeeren darübergeben, klein gehackte Walnüsse darüberstreuen. Einen Schuss Leinsamenöl hinzugeben.
- Nach Belieben noch etwas Zimt darüberstreuen.

Süßkartoffel-Bowl

Baukasten:

A: Tomaten, Zucchini

B: Süßkartoffeln

C: Sojabohnen

D: Knoblauch

E: Avocado, Olivenöl

Zubereitung:

- Zucchini, Avocado und Tomaten in Stücke schneiden.
- Die Süßkartoffeln für ca. 30 Minuten kochen.
- Zucchini und Tomaten in einer Pfanne anbraten, den Knoblauch kurz mitbraten. Danach mit Salz und Pfeffer würzen.
- In einer Bowl anrichten: die geschälten Avocadostücke darübergeben. Einen Schuss Olivenöl hinzufügen.

Hühnerfleisch-Bowl

Baukasten:

A: Paprika, Brokkoli, Tomaten, Zucchini, Champignons

B: Quinoa

C: Hühnerfleisch

D: Frühlingszwiebel

E: Olivenöl

Zubereitung:

- Paprika, Zucchini, Brokkoli, Champignons, Tomaten und Frühlingszwiebel in mundgerechte Stücke schneiden.
- In einer Pfanne anbraten (mit raffiniertem Rapsöl oder raffiniertem Sonnenblumenöl) und nach Belieben (z. B. Salz und Pfeffer) würzen.
- In der Zwischenzeit Quinoa wie Reis zubereiten.
- Das Hühnerfleisch in Stücke schneiden und in einer Pfanne scharf anbraten bis es leicht bräunt.
- Gemüse, Quinoa und Hühnerfleisch in einer Schüssel anrichten, würzen und mit Olivenöl beträufeln.

Feta-Bowl

Baukasten:

A: Tomaten, Radieschen, Salat

B: Quinoa

C: Feta, Eier

D: Zwiebeln

E: Walnüsse

Zubereitung:

- Die Eier hart kochen, den Reis wie üblich zubereiten.
- Radieschen, Zwiebeln und Tomaten schneiden und den Salat waschen.
- In einer Schüssel anrichten: ein Salatbett, darüber Reis, Tomaten, Zwiebeln und Radieschen. Mit Feta ausgiebig garnieren. Dressing hinzugeben.

Kürbis-Bowl

Baukasten:

A: Hokkaido-Kürbis, Spinatblätter (junger Spinat), Vogerlsalat

B: Quinoa

C: Ziegenkäse

D: Zwiebeln

E: Walnüsse

Zubereitung:

- Den Hokkaido-Kürbis in Würfeln schneiden. In den Ofen geben, mit etwas Olivenöl beträufeln und bei 180 Grad Heißluft für ca. 20 Minuten rösten.
- Nach etwa zehn Minuten den in Scheiben geschnittenen Ziegenkäse dazugeben.
- Quinoa wie üblich zubereiten.
- In einer Schüssel anrichten: Quinoa, Kürbis, Spinatblätter, Vogerlsalat, Ziegenkäse. Fein gehackte Walnüsse darüberstreuen. Dressing hinzugeben.

Kichererbsen-Bowl

Baukasten:

A: Tomaten, Paprika, Salatgurke, Salatblätter, Kresse

B: Naturreis

C: Kichererbsen, Eier

D: Zwiebel

E: Walnüsse

Zubereitung:

- Naturreis wie üblich zubereiten.
- Tomaten und Paprika schneiden, Salatblätter zerkleinern. Salatgurke in Scheiben schneiden.
- Eier hart kochen, schälen und halbieren.
- Kichererbsen abspülen.
- Zwiebel schneiden.
- In einer Schüssel anrichten: Naturreis, Salatgurke, Paprika, Tomaten, Salat, Kichererbsen, Zwiebel, Eier, Walnüsse – darüber Kresse streuen. Dressing hinzugeben.

Shakshuka-Blech

Baukasten:

A: Chili, Paprika, Tomaten

B: Vollkornbrot

C: Kichererbsen, Feta, Eier

D: Zwiebel, Knoblauch, Harissapulver, Paprikapulver

E: Olivenöl

Zubereitung:

- Backofen auf 180 Grad vorheizen.
- Knoblauch und Zwiebeln klein schneiden, ebenso Chilischote, Paprika und Tomaten schneiden.
- Alles auf dem Backblech verteilen. Dann Kichererbsen und einen Schuss Wasser hinzufügen. Mit Olivenöl beträufeln.
- Für ca. 20 Minuten in den Ofen schieben. Aus dem Backrohr nehmen, Feta auf dem Blech zerbröseln und für weitere 10 Minuten in den Ofen. Wieder aus dem Ofen nehmen und 2–3 (je nach Menge) rohe Eier darübergeben. Ins Backrohr schieben und ca. 3 Minuten backen.
- Aus dem Backrohr nehmen, Olivenöl darübergeben sowie mit Harissa- und Paprikapulver würzen.

Bohnen-Feta-Blech

Baukasten:

A: Tomaten, Paprika, Zucchini

B: Süßkartoffel

C: Bohnen, Feta

D: Zwiebel, Knoblauch

E: Olivenöl

Zubereitung:

- Den Backofen auf 180 Grad vorheizen.
- Tomaten, Paprika, Zucchini schneiden. Die Süßkartoffel schälen und in Würfel schneiden. Knoblauch und Zwiebel zerkleinern. Die Bohnen abwaschen.
- Alles auf dem Backblech verteilen. Mit Olivenöl beträufeln und in den Ofen schieben.
- Nach ca. 20 Minuten Schafkäse darüberbröseln und für weitere 10 Minuten in den Ofen.
- Herausnehmen und nach Belieben würzen.

Kürbis-Grünkohl-Auberginen-Blech

Baukasten:

A: Kürbis, Grünkohl, Auberginen

B: Süßkartoffel

C: Ziegenkäse

D: Knoblauch

E: Olivenöl

Zubereitung:

- Den Backofen auf 180 Grad vorheizen.
- Süßkartoffel und Kürbis schälen und zerkleinern. Grünkohlblätter zupfen. Knoblauch klein schneiden, den Ziegenkäse in fingerdicke Scheiben schneiden. Die Auberginen der Länge nach teilen und am Fruchtfleisch kreuzweise einschneiden.
- Alles auf dem Blech verteilen. Mit Olivenöl beträufeln.
- In den Ofen schieben, nach ca. 20–25 Minuten den Ziegenkäse hinzufügen.
- Weitere 10 Minuten backen. Aus dem Backrohr nehmen und nach Belieben würzen.

Zucchini-Tomaten-Blech

Baukasten:

A: Zucchini, Auberginen, Tomaten, Karotten, Paprika

B: Hirse

C: Feta

D: Knoblauch, Zwiebeln

E: Olivenöl, Pinienkerne

Zubereitung:

- Den Backofen auf 180 Grad vorheizen.
- Zucchini, Tomaten, Karotten, Paprika zerkleinern. Auberginen in sehr dünne Scheiben schneiden. Knoblauch und Zwiebeln zerkleinern.
- Hirsekörner auf dem Backblech verteilen, ein Glas Wasser darübergeben. Darauf das Gemüse verteilen. Knoblauch und Zwiebeln dazugeben. Mit Olivenöl beträufeln.
- Für ca. 20–25 Minuten in den Ofen schieben. Pinienkörner darüberstreuen, den Feta zerbröseln und verteilen. Wenn gewünscht, frischen Oregano verteilen. Nochmals für ca. 10 Minuten in den Ofen.
- Aus dem Ofen nehmen und mit Olivenöl beträufeln.

Harissa-Huhn-Blech

Baukasten:

A: Tomaten, Auberginen

B: Bulgur

C: Hühnerbrust

D: Zwiebeln, Knoblauch, Harissapaste

E: Olivenöl

Zubereitung:

- Den Backofen auf 180 Grad vorheizen.
- Die Hühnerbrust mit Harissapaste bestreichen.
- Tomaten halbieren, die Auberginen in fingerdicke Scheiben schneiden und das Fruchtfleisch einschneiden. Zwiebeln und Knoblauch zerkleinern.
- In der Mitte die Hühnerbrust, eingerahmt vom Gemüse auf dem Backblech anrichten. Einen Kranz aus Bulgur um das Gemüse machen, mit einem Glas Wasser den Bulgur nass machen. Mit Olivenöl beträufeln.
- Für ca. 30–35 Minuten in den Ofen schieben, den Bulgur erneut mit einem Glas Wasser durchfeuchten. Für weitere 15 Minuten in den Ofen, bis das Hühnerfleisch gut durchgebraten ist.

Ziegenkäse-Champignons-Blech

Baukasten:

A: Champignons, Brokkoli

B: Quinoa

C: Ziegenkäse, Topfen

D: Zwiebeln, Knoblauch

E: Olivenöl

Zubereitung:

- Den Backofen auf 180 Grad vorheizen.
- Die Champignons in Scheiben schneiden. Den Brokkoli zerkleinern. Den Ziegenkäse in fingerdicke Scheiben schneiden. Zwiebeln und Knoblauch zerkleinern. Quinoa auf dem Backblech mit einem Glas Wasser übergießen. Das Gemüse verteilen. Dazwischen Zwiebeln und Knoblauch streuen. Einige Löffel Speisetopfen verteilen. Mit Olivenöl beträufeln.
- Für ca. 20 Minuten in den Ofen schieben, dann die Ziegenkäsescheiben verteilen und für weitere 10 Minuten in den Ofen geben.
- Herausnehmen und nach Belieben würzen.

Kichererbsen-Feta-Blech

Baukasten:

A: Paprika, Zucchini, Brokkoli

B: Kichererbsen

C: Feta, Kichererbsen

D: Zwiebeln

E: Olivenöl

Zubereitung:

- Den Backofen auf 180 Grad vorheizen.
- Die Kichererbsen abspülen. Paprika, Zucchini, Brokkoli und Zwiebeln klein schneiden.
- Auf dem Backblech anrichten: Kichererbsen, Paprika, Zucchini, Brokkoli und Zwiebeln verteilen. Mit Olivenöl beträufeln.
- Für ca. 20 Minuten in den Ofen schieben, dann den Feta auf dem Blech zerbröseln und weitere 10 Minuten ins Rohr schieben.
- Nach Belieben würzen.

Schafkäse-Tomaten-Auberginen-Blech

Baukasten:

A: Tomaten, Auberginen

B: Quinoa

C: Schafkäse-Gupferl

D: Zwiebeln

E: Olivenöl

Zubereitung:

- Den Backofen auf 180 Grad vorheizen.
- Tomaten in Würfel und die Auberginen in Scheiben schneiden. Zwiebel zerkleinern.
- Quinoa auf dem Backblech mit Wasser gut übergießen, das Gemüse verteilen. Mit Olivenöl beträufeln.
- Für ca. 20 Minuten in den Backofen geben, dann das Schafkäse-Gupferl in die Mitte stellen und weitere 10 Minuten in den Ofen schieben.
- Nach Belieben würzen.

Schlusswort

Wir sind am Ende des Buches angekommen. Ich hoffe, ich konnte Sie mit meinem Ernährungskonzept so begeistern, dass Sie es auch zu Ihrem machen. Vor allem wünsche ich mir, dass Sie es gut in Ihrem Alltag umsetzen können. Darauf habe ich besonders Wert gelegt. Denn jede Empfehlung ist nutzlos, wenn sie an der Praxistauglichkeit scheitert.

Als Arzt ist mir ganz besonders daran gelegen, dass das Konzept eine gesunde Ernährung propagiert. Ich wiederhole mich hier gern: Gesunde Haut ist schöne Haut und das Gleiche gilt für unser Haar. Das Konzept ist aber auch für jene geeignet, die Fett reduzieren und Muskeln aufbauen wollen. Auch hier gilt: Ein straffer Körper ist ein gesunder Körper.

Das Wichtigste aber ist, dass es ein Wohlgefühl in uns auslöst, jeden Tag aufs Neue. Denn wer sich nach einer Mahlzeit leicht und zufrieden fühlt, ist ein glücklicher Mensch.

Ihr Matthias Koller

Dankeswort

Ich danke meinem Agenten Dr. Thomas Hartl, der mir bei der Verlagsfindung behilflich und als mein erster Leser und Kritiker ein wichtiger Begleiter war.

Der Fotografin Julia Traxler danke ich für die Fotoaufnahmen am Beerenberg in Linz.

Dem Freya Verlag für die gute und professionelle Zusammenarbeit.

Meiner Frau Carina danke ich für ihre Liebe und ihre Unterstützung.

Index

F

G

H

M

N

O

P

Q

R

S

T

U

V

W

Z

Weiterführende Links

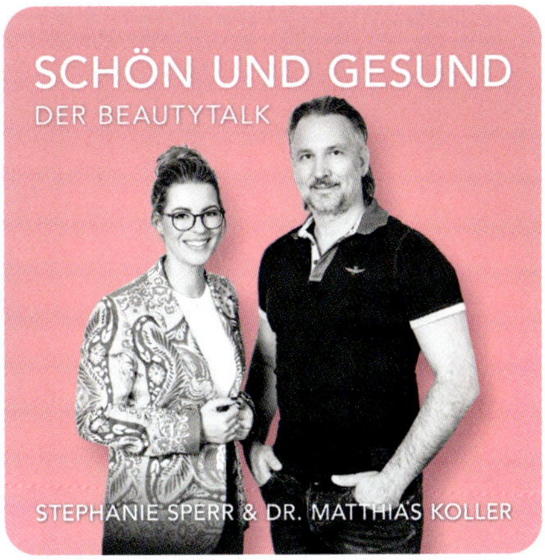

» PODCAST
Schön und Gesund – Der Beautytalk mit Dr. Matthias Koller und Stephanie Sperr

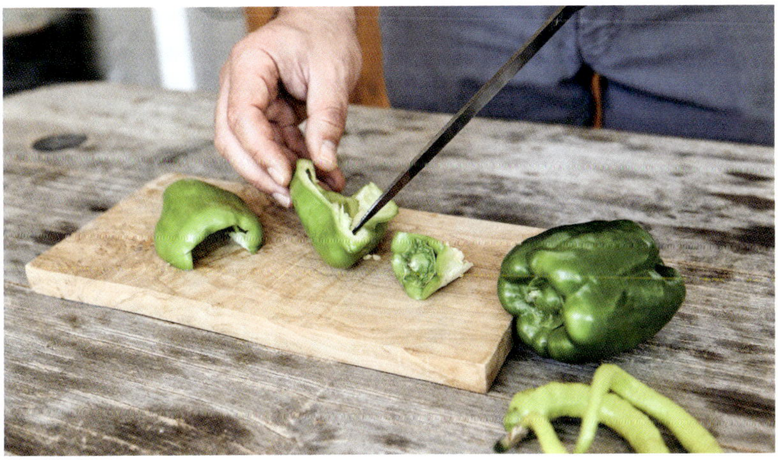

» VIDEO
Beauty Kitchen – Schönheit geht durch den Magen

freya BUCHTIPPS

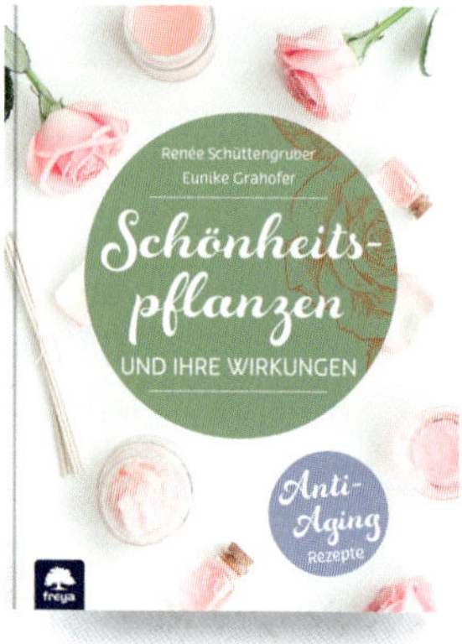

Eunike Grahofer und Renée Schüttengruber

Schönheitspflanzen und ihre Wirkungen

Anti-Aging Rezepte

BOTOX AUS DER PFLANZENWELT

In diesem Buch sind die effektivsten Pflanzen sowie Kosmetik- und Kochrezepte, deren Anti-Aging-Wirkungsweisen von Frauen seit Jahrhunderten erfolgreich eingesetzt werden, zusammengefasst.

Die Kräuterpädagogin Renée Schüttengruber und die diplomierte Wildkräutertrainerin Eunike Grahofer entführen Sie in eine Welt voller Wissen über Knospen, Blüten, Kräuter, Pilze, ayurvedische Pflanzen und deren daraus möglichen Rezepturen wie Cremen, Tees, Haar- und Duschseifen, Fluids sowie Suppen, Smoothies und Tinkturen.

ISBN 978-3-99025-444-8

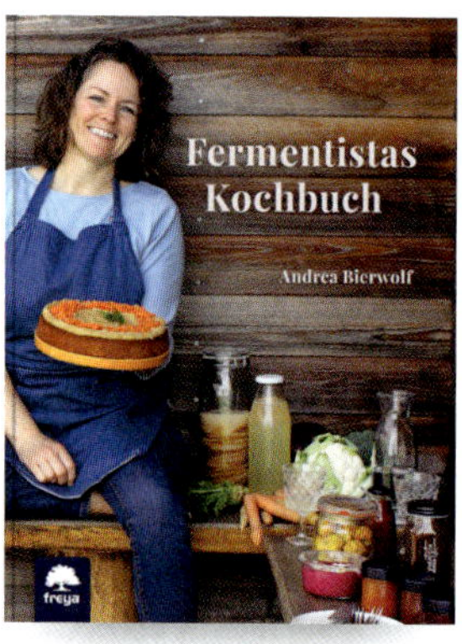

Andrea Bierwolf

Fermentistas Kochbuch

WIE KOCHEN FERMENTISTAS?

Die Antwort darauf steckt in diesem Buch.

Mit einfachen Zutaten entstehen tägliche Genussmomente, die gut schmecken und die Seele nähren, sie sind bekömmlich und stärken den Körper und das Immunsystem.

Anleitungen zu Teigen, Crackers und Broten über Frühstücksideen, Snacks und Salate, Suppen und Currys bis hin zu besonderen Spezialitäten und süßen Rezeptideen. Alle Rezepte in diesem Buch sind vegetarisch. Viele davon rein pflanzlich.

ISBN 978-3-99025-461-5

Fotonachweise: © Adobe Stock COVER: Evelyn Kobben (Hintergrund) // KERN: suehana S. 191 / Grafvision S. 200 / petrrgoskov S. 203

READ GLOBAL BUY LOCAL

Erhältlich im gut sortierten Buchhandel.

www.freya.at www.freya-verlag.de